浙派中医

浙派中医丛书·原著系列第二辑

医无闾子医贯

明·赵献可 纂著
明·薛三才 订正
明·李梴 详阅
吴苏柳 程志源 校注

全国百佳图书出版单位
中国中医药出版社
·北 京·

图书在版编目（CIP）数据

医无间子医贯 /（明）赵献可纂著；吴苏柳，程志源校注 . —北京：中国中医药出版社，2024.1

（浙派中医丛书）

ISBN 978-7-5132-8604-6

Ⅰ . ①医…　Ⅱ . ①赵…　②吴…　③程…　Ⅲ . ①中国医药学—中国—明代　Ⅳ . ① R2-52

中国国家版本馆 CIP 数据核字（2023）第 235589 号

中国中医药出版社出版

北京经济技术开发区科创十三街 31 号院二区 8 号楼

邮政编码　100176

传真　010-64405721

山东润声印务有限公司印刷

各地新华书店经销

开本 710×1000　1/16　印张 9.5　字数 137 千字

2024 年 1 月第 1 版　2024 年 1 月第 1 次印刷

书号　ISBN 978 - 7 - 5132 - 8604 - 6

定价　49.00 元

网址　www.cptcm.com

服 务 热 线　010-64405510

购 书 热 线　010-89535836

维 权 打 假　010-64405753

微信服务号　zgzyycbs

微商城网址　https://kdt.im/LIdUGr

官 方 微 博　http://e.weibo.com/cptcm

天猫旗舰店网址　https://zgzyycbs.tmall.com

《浙派中医丛书》组织机构

指导委员会

主 任 委 员 王仁元　曹启峰　谢国建　朱　炜　肖鲁伟
　　　　　　范永升　柴可群

副主任委员 蔡利辉　曾晓飞　胡智明　黄飞华　王晓鸣

委　　　员 陈良敏　郑名友　程　林　赵桂芝　姜　洋

专 家 组

组　　长 盛增秀　朱建平

副 组 长 肖鲁伟　范永升　连建伟　王晓鸣　刘时觉

成　　员（以姓氏笔画为序）
　　　　　　王　英　朱德明　竹剑平　江凌圳　沈钦荣
　　　　　　陈永灿　郑　洪　胡　滨

项目办公室

办 公 室 浙江省中医药研究院中医文献信息研究所

主　　任 江凌圳

副 主 任 庄爱文　李晓寅

总　序

浙江位居我国东南沿海，地灵人杰，人文荟萃，文化底蕴十分深厚，素有"文化之邦"的美誉。就拿中医中药来说，在其发展的历史长河中，历代名家辈出，著述琳琅满目，取得了极其辉煌的成就。

由于浙江省地域不同，中医传承脉络有异，从而形成了一批各具特色的医学流派，使中医学术呈现出百花齐放、百家争鸣的繁荣景象。其中丹溪学派、温补学派、钱塘医派、永嘉医派、绍派伤寒等最负盛名，影响遍及海内外。临床各科更是异彩纷呈，涌现出诸多颇具名望的专科流派，如宁波宋氏妇科和董氏儿科、湖州凌氏针灸、武康姚氏世医、桐乡陈木扇女科、萧山竹林寺女科、绍兴三六九伤科，等等，至今仍为当地百姓的健康保驾护航，厥功甚伟。

值得一提的是，古往今来，浙江省中医药界还出现了为数众多的知名品牌，如著名道地药材"浙八味"，名老药店"胡庆余堂"等，更是名驰遐迩，誉享全国。由是观之，这些宝贵的学术流派和中医药财富，很值得传承与弘扬。

有鉴于此，浙江省中医药学会为发扬光大浙江省中医药学术流派精华，凝练浙江中医药学术流派的区域特点和学术内涵，由对浙江中医药学术流派有深入研究的浙江中医药大学原校长范永升教授亲自领衔，凝心聚力，集思广益，最终打出了"浙派中医"这面能代表浙江省中医药特色、优势和成就的大旗。此举，得到了浙江省委省政府、浙江省卫生健康委员会和浙江省中医药管理局的热情鼓励和大力支持。

《中共浙江省委 浙江省人民政府 关于促进中医药传承创新发展的实施意见》提出要"打造'浙派中医'文化品牌，实施'浙派中医'传承创新工程，深入开展中医药文化推进行动计划。加强中医药传统文献研究，编撰'浙派中医'系列丛书"。浙江省中医药学会先后在省内各地多次举办有关"浙派中医"的巡讲和培训等学术活动，气氛热烈，形势喜人。

浙江省中医药研究院中医文献信息研究所为贯彻习近平总书记关于中医药工作的重要论述精神和中共浙江省委、浙江省人民政府《关于促进中医药传承创新发展的实施意见》，结合该所的专业特长，组织省内有关单位和人员，主动申报并承担了浙江省中医药科技计划"《浙派中医》系列研究丛书编撰工程"，省中医药管理局将其列入中医药现代化专项。在课题实施过程中，项目组人员不辞辛劳，在广搜文献、深入调研的基础上，按《浙派中医丛书》编写计划，分原著系列、专题系列、品牌系列三大板块，殚心竭力地进行编撰出版，我感到非常欣慰。

我生在浙江，长在浙江，在浙江从事中医药事业已经五十余年，虽然年近九秩，但是继承发扬中医药的初心不改。我十分感谢为编写《浙派中医丛书》付出辛勤劳作的同志们。专著的陆续出版，必将为我省医学史的研究增添浓重一笔；必将会对我省乃至全国中医药学术流派的传承和创新起到促进作用。我更期望我省中医人努力奋斗，砥砺前行，将"浙派中医"的整理研究工作做得更好，把这张"金名片"擦得更亮，为建设浙江中医药强省做出更大的贡献。

葛琳仪

写于辛丑年孟春

注：葛琳仪，国医大师、浙江中医学院原院长

前 言

"浙派中医"是浙江省中医学术流派的概称，是浙江省中医药学术的一张熠熠生辉的"金名片"。近年来，在上级主管部门的支持下，浙江省中医界正在开展规模宏大的浙派中医的传承和弘扬工作，根据浙江省卫生健康委员会、浙江省文化和旅游厅、浙江省中医药管理局印发的《浙江省中医药文化推进行动计划》（2019—2025年）的通知精神，特别是主要任务中打造"浙派中医"文化品牌——编撰中医药文化丛书，梳理浙江中医药发展源流与脉络，整理医学文献古籍，出版浙江中医药文化、"浙派中医"历代文献精华、名医学术精华、流派世家研究精华、"浙产名药"博览等丛书，全面展现浙江中医药学术与文化成就。根据这一任务，2019年浙江省中医药研究院中医文献信息研究所策划了《浙派中医丛书》（原著、专题、品牌系列）编撰工程，总体计划出书60种，得到浙江省中医药现代化专项的支持，立项（项目编号2020ZX002）启动。

《浙派中医丛书》原著系列指对"浙派中医"历代文献精华，特别是重要的代表性古籍，按照中华中医药学会2012年版《中医古籍整理规范》进行整理研究，包括作者和成书考证、版本调研、原文标点、注释、校勘、学术思想研究等，形成传世、通行点校本，陆续出版，尤其是对从未整理过的善本、孤本进行影印出版，以期进一步整理研究；专题系列指对"浙派中医"的学派、医派、中医专科流派等进行系统介绍，深入挖掘其临床经验和学术思想，切实地做好文献为临床服务；品牌系列指将名医杨继洲、朱丹溪，名店胡庆余堂，名药"浙八味"等在浙江地域甚至国内外享有较高知名度的人、物进行整理研究编纂成书，突出文化内涵和打造文化品牌。

《浙派中医丛书》从 2020 年启动以来，得到了浙江省人民政府、浙江省卫生健康委员会、浙江省中医药管理局的大力支持，得到了浙江省内和国内对浙派中医有长期研究的文献整理研究人员的积极参与，涉及单位逾十家，作者上百位，大家有一个共同的心愿，就是要把"浙派中医"这张"金名片"擦得更亮，进一步提高浙江中医药大省在海内外的知名度和影响力。

2020 年至今，我们经历了新冠肺炎疫情，版本调研多次受阻，线下会议多次受影响，专家意见反复碰撞，尽管任务艰巨，但我们始终满怀信心，在反复沟通中摸索，在不断摸索中积累，继原著系列第一辑刊印出版后，原著系列第二辑、专题系列、品牌系列也陆续交稿，使《浙派中医丛书》三个系列均有代表著作问世。

还需要说明的是，本丛书专题系列由于各学术流派内容和特色有所不同，品牌系列亦存在类似情况，本着实事求是的原则，各书的体例不强求统一，酌情而定。

科学有险阻，苦战能过关。只要我们艰苦奋斗，协作攻关，《浙派中医丛书》的编撰工程，一定能胜利完成。殷切期望读者多提宝贵意见和建议，使我们将这项功在当代、利在千秋的大事做得更强更好。

《浙派中医丛书》编委会
2022 年 4 月

校注说明

明代医家赵献可纂著《医无闾子医贯》（以下简称《医贯》），并由薛三才订正、李梴详阅后刊行于世，后世简称《医贯》或《赵氏医贯》。明末清初吕晚邨对其详加评注，称吕评《医贯》或《吕氏医贯》，使《医贯》得以广泛流传。

根据《中国中医古籍总目》《中国医籍通考》《全国古籍普查登记基本数据库》以及有关图书馆提供的版本信息分析发现，《医贯》流传版本众多，按形制、内容、特点以类相聚，可归纳为薛订《医贯》和吕评《医贯》两种版本体系。本次校注整理，以日本内阁文库藏明崇祯元年（1628）重刻本为底本，以明崇祯元年（1628）张起鹏刻本（简称张本）为主校本，以清初金陵天章阁视履堂刻本（简称金陵本）、1926 年上海大德书局石印本（简称大德本）、清同治六年（1867）三多斋刻本（简称三多斋本）和吕评《医贯》清步月楼刻本（简称吕本）为参校本，以《黄帝内经》《伤寒论》《金匮要略》《脉因证治》《医学纲目》等书的通行本为相关内容的他校本。

本次校注力求保持底本原貌，具体原则如下。

1. 原书为繁体字竖排，现改为简体字横排，并进行现代标点。原书凡指文字方位的"右""左"，均径改为"上""下"。

2. 对难读难认的字进行注音，采取拼音和直音相结合的方法标明。若无浅显的同音汉字，则只标明拼音。

3. 对费解的字和词、成语、典故等，予以训释，用浅显的文句，解释其含义，力求简洁明了，避免烦琐考据。一般只注首见者，凡重出者，则不重复出注。

4. 异体字、古字、俗字径改。通假字保留原字，于首见处出注，并予以书证。

5. 原书存在"症"与"证"混用的情况，保留文本原貌，不予改动。其他因笔画缺衍、读音相近所致明显错字径改。

6. 凡底本无误，校本有误者，一律不出校记；底本与校本虚词互异，如无关宏旨者，则不改也不出校记；如属于底本错讹，且影响文义者，则校改并出校说明；底本与校本互异，但二者文义皆通，难以判定何者为是或何者为胜，如校本有参考价值，则酌情出校记以存异。

7. 原书缩进一字内容，现首行缩进两格，以仿宋字体表示。

8. 原书每卷卷端均有"逸士养葵赵献可纂著，太史青雷薛三才订正，郡博赞皇李梴详阅"等字，此次整理均予以删除。

9. 原书目录编排凌乱，据校定后的正文重新编排目录。

10. 原书方剂中有部分中药缺剂量，保留原貌，不作校补。

医无闾子医贯序

凡人有所以生而非形也，形有所以促而非病也，病有所以治而非药石也。中医以药石治病，上医借药石以治生。病病者不必不生，惟生生者病而生危，甚则促，故欲治生者原生。夫人何以生？生于火也。三统之说，人生于寅，寅者火也。火，阳之体也。造化以阳为生之根，人生以火为生之门。儒者曰：天开于水，子为元。医者曰：人生于水，肾为元。孰知子为阳初也，又孰知肾为火藏也。阴生于阳，故水与火为对名，而火不与水为对体。其与水对者，后天之火，离火也；其不与水为对者，先天之火，乾火也。夫乾，阳之纯也；夫阳，火之主也；夫水，火之原也。后天之火有形，而先天者无形。有形之火，水之所克；无形之火，水之所生。今夫艾台见日而火，方诸见月而水，此水火之大分也。然取水者，迎月之光而不迎其魄，何也？魄，阴也；而光借于日，则阳也。水不生于水，而生于火明矣。是故土蒸而润，肤燠而泽，酿醅而溢，釜炊而汗，丹砂硫黄之所韫而汤也汇焉，温泉出焉。水之生于火也，益信。火生乎水，亦还藏于水也，其象在坎，一阳陷于二阴之中，而命门立焉。盖火也，而肾水寄之矣。其生乎水也，其象在乾，纯阳立于杂卦之先，左旋而坎水出焉，右旋而兑水纳焉。盖水也，而阴阳之火则分而寄之矣。此所谓后天中之先天也，有气而未始有形也。无形之火以阳生。阳，寄位于心则为君，神明以官，譬若火之光；以阳生阴，寄运于三焦则为相，腑脏以充，譬若火之焰。君火在上，而相火巽乎水而上行，譬若辘轳之转而未始停也。水乃升而火降，所谓既济者也。如是则生全，不则其生非者，反以克水。水为火所克，则水竭而无所与藏，还以自克而生害，故养生莫先于养火。医无闾子曰：余所重先天之火者，非第火也，人之所以立命也。仙炼之为丹，释传之为灯，儒明之为德者，皆是物也。一以贯之也，故命其名曰《医贯》。

其说具载于书，余不论。论其原生之大指若此。医无闾子，姓赵氏，名献可，别号养葵。其为今称，盖有逃名之意焉，且以书成于幽州。若曰藏诸山以俟其人，刻而行之者，家伯兄司马公也。

赐进士第奉训大夫右春坊右谕德兼翰林院侍讲撰述

诰勒东宫日讲官甬东友人薛三省拜撰

重刻医贯序

　　文子曰：余读《医贯》，识养生且闻道焉。夫人寿之大齐，不过其历养养否否。厥效为因，养则尽其天年，不养则不必尽也。种谷于汤之世者，虽无生谷，然一溉之苗，必在后枯。火蚕十八日，寒蚕三十日，此不得踰时之命也。然善养，则有过倍之隆。故隐雪以违暖经夏，藏水以居深遇暑，单帛以裹镜不灼。凡卉以偏覆越冬，青铜涂足也，入水不腐；金水之在九窍也，没而不朽。岂真有荣枯之常限、久近之定例哉？人之身，儽儽^① 尔，兀兀^② 尔。脚骨上，胫骨接之；胫骨上，骨接之；腓骨，则脊骨接之；脊骨，则髑髅戴之。骨骨相柱，危于垒基，散于叠瓦。内骨为城，外肉为墙，毛为旌旟，血为庄岩。然皆五行之气，缘聚而有四尘不同。风火恒异，独奉神明以为之君。神明者，依心为奥，身为宫。身体严净则居之，身体垢弊则不处焉。譬之贵人，庭殿粪除而后临之。不然者，贵人不降其地矣。乃之于身，若爨^③ 之，若芜之，若琱^④ 画之，若摧拉之。血膜相翳，爱水驶流，忿恨密烟，为之熏焞^⑤。诸盖恶刺，伦其罨^⑥ 遮。毒粥臭而鼠烂肠，明燎举而虫聚化。受欲所缠，如蚕处茧；随情而转，似犊逐母。于是风霜砭其骨，寒暑切其肌，虫毒乘其便，仇怨逞其志。骨尽而火残，脂枯而树萎。馆不辟除，则贵人不舍；身不严净，则神明不栖。中道而有不可知之患，固其宜耳。夫医者，所以严净身体，辟除馆舍，以延神明之道也。神农氏之言曰：上药养命，中药养性，下药养病。夫命与性，

---

① 儽（lěi 垒）儽：颓丧失意的样子。
② 兀（wù 勿）兀：劳苦不息的样子。
③ 爨（cuàn 窜）：本义指烧火做饭，引申为"焚烧""烧煮"。
④ 琱（diāo 雕）：治玉，引申为雕刻，刻镂。
⑤ 焞（bó 博）：烟起貌。
⑥ 罨（yǎn 掩）：掩盖，覆盖。

岂亦药力之所及乎？扁鹊曰：吾长兄视色，故名不出家；仲兄视毫毛，故名不出门；吾针人血脉，投人毒药，故名闻诸侯。然则性命之间，固非扁鹊之所操矣。譬之治天下者，上医如皇，以道为治，故曰灏淑；中医如帝，以德为治，故曰明化；下医如王，以法治之，故曰成乂①。性命之医，则吾孔子以及老聃、释迦是也。病医，则世所传，岐伯、巫咸、桐君、葛翁之类是也。《医贯》一书，伐病以怡性，怡性以定命。其谈《易》，则推后天之气，以著先天之奥；其谈《道》，则明君主之官，以极神明之用。盖借岐伯、巫咸、桐君、葛翁之术，以辅性命，而上达于孔子、李耳、迦文之宗者也。故曰：余识养生，并闻道焉。南雍②多暇，裒③辑之余，偶窥崖略④，因序而刻之。非有取于昔人无事，集医方五十卷云云也。

崇祯戊辰仲冬之吉峡州有庵居士文安之漫识

---

① 乂（ài 艾）：本义是指割草或收割谷类植物，后来被假借为治理、安定等义。

② 南雍：明代称设在南京的国子监为南雍。

③ 裒（póu）：聚集。

④ 崖略：大略，梗概。

目 录

|卷之一|

玄元肤论 ……………………………………………… 1

　《内经》十二官 …………………………………… 1

　　形象图 ………………………………………… 6

　　阴阳 …………………………………………… 7

　　五行 …………………………………………… 12

　　论五行各有五 ………………………………… 14

|卷之二|

主客辨疑 ……………………………………………… 17

　王安道中风辨 …………………………………… 17

　　口眼㖞斜 ……………………………………… 21

　　厥 ……………………………………………… 24

　　伤寒 …………………………………………… 25

　　温病 …………………………………………… 29

　　论阳毒阴毒 …………………………………… 31

　　郁论 …………………………………………… 31

绛雪丹书 ·· 34

血病 ·· 34

附方 ·· 45

中风 ·· 45

厥 ·· 45

伤寒 ·· 46

温 ·· 48

郁 ·· 48

血 ·· 49

先天要论上 ·· 50

八味丸 ·· 50

张仲景八味丸用泽泻论出《东垣十书》·············· 51

水火论 ·· 51

六味丸说 ·· 53

八味丸说 ·· 53

滋阴降火论 ·· 53

相火龙雷论 ·· 54

阴虚发热论 ·· 55

痰论 ·· 57

咳嗽论 ·· 58

吐血论 ·· 60

喘 ·· 61

咽喉痛 ·· 64

眼目 ·· 66

| 卷之五 |

先天要论下 ··· 69

齿 ··· 69

口疮 ·· 70

耳 ··· 71

耳疮 ·· 72

消渴 ·· 74

气虚中满 ··· 77

噎膈 ·· 79

泻利并大便不通 ··· 81

小便不通并不禁 ··· 83

梦遗并滑精 ··· 86

| 卷之六 |

后天要论 ·· 88

补中益气汤 ··· 88

伤饮食 ·· 93

中暑伤暑论 ··· 97

湿论 ··· 100

疟论 ··· 102

痢疾论 ··· 107

校注后记 ··· 113

| 卷之一 |

玄元肤论

《内经》十二官

心者，君主之官也，神明出焉。肺者，相傅之官，治节出焉。肝者，将军之官，谋虑出焉。胆者，中正之官，决断①出焉。膻中者，臣使之官，喜乐出焉。脾胃者，仓廪之官，五味出焉。大肠者，传道之官，变化出焉。小肠者，受盛之官，化物出焉。肾者，作强之官，伎巧出焉。三焦者，决渎之官，水道出焉。膀胱者，州都之官，津液藏焉，气化则能出矣。凡此十二官者，不得相失也。故主明则下安，以此养生则寿，殁世不殆，以为天下则大昌；主不明则十二官危，使道闭塞而不通，形乃大伤，以此养生则殃。以为天下者，其宗大危，戒之戒之！至道在微，变化无穷，孰知其原，窘乎哉！消者瞿瞿，孰知其要？闵闵之当，孰者为良？恍惚之数，生于毫厘；毫厘之数，起于度量。千之万之，可以益大；推之大之，其形乃制。

此《内经》文。

玩《内经》注文，即以心为主。愚谓：人身别有一主，非心也。谓之君主之官，当与十二官平等，不得独尊心之官为主。若以心之官为主，则下文主不明，则十二官危，当云十一官矣。此理甚明，何注《内经》者昧此耶？盖此一主者，气血之根，生死之关，十二经之纲维。医不达此，医云乎哉？

---

① 决断：原作"断诀"，据《黄帝内经》改。

或问：心既非主，而君主又是一身之要，然则主果何物耶？何形耶？何处安顿耶？余曰：悉乎问也！若有物可指，有形可见，人皆得而知之矣，惟其无形与无物也。故自古圣贤，因心立论，而卒不能直指其实。孔门之一贯，上继[1]精一执中[2]之统，惟曾子、子贡得其传。然而二子俱以心悟，而非言传也。若以言传，当时门人之所共闻，不应复有何谓之问也。后来，子思衍其传而作《中庸》。天命之性，以中为大本，而终于无声无臭。孟子说不动心有道，而根于浩然之气。及问浩然之气，而又曰难言也。老氏《道德经》云：谷神不死，是为玄牝[3]之门，造化之根。又曰：恍恍惚惚，其中有物。佛氏《心经》云：空中无色，无受想形识，无眼耳鼻舌身意。又曰：万法归一。一归何处？夫一也，中也、性也、浩然也、玄牝也、空中也，皆虚名也，不得已而强名之也。立言之士，皆可以虚名著论。至于行医济世，将以何味的为君主之药，而可以纲维一身之疾病耶？余一日遇一高僧，问之：自心是佛，佛在胸中也？僧曰：非也！在胸中者是肉团心，有一真如心是佛。又问僧曰：真如心有何形状？僧曰：无形。余又问：在何处安寄？僧曰：想在下边。余曰：此可几于道矣。因与谈《内经》诸书及《铜人图》，豁然超悟，唯唯而退。今将十二经形景图逐一申示，俾学者按图考索，据有形之中以求无形之妙，自得之矣。特撰形影图说于后。

脏腑内景，各有区别。咽喉二窍，同出一脘，异途施化。喉在前主出，咽在后主吞。喉系坚空，连接肺本，为气息之路，呼吸出入，下通心肝之窍，以激诸脉之行，气之要道也。咽系柔空，下接胃本，为饮食之路，水谷同下，并归胃中，乃粮运之关津也。二道并行，各不相犯。盖饮食必历气口而下，气口有一会厌，当饮食方咽，会厌即垂，厥口乃闭。故水谷下咽，了不犯喉。言语呼吸，则会厌开张。当食言语，则水谷乘气，

---

① 继：吕本作"绍"。

② 精一执中：专注"中庸"之道。《三字经》讲"中不偏，庸不易"，"不偏"就要调整方向，就要变化，"中"即指变化。庸是"不易"，不变化，固定。而"中"这个变化，是根据"庸"这个不变化的东西来变化的。精一执中，就是强调要专注，通过"寻中"和"问中"去发现和认识自然的规律，从而达到"执中"的目的。

③ 玄牝：道家指挛生万物的本源。

送入喉脘，遂呛而咳矣。喉下为肺，两叶白莹，谓之华盖，以复诸脏。虚如蜂窠，下无透窍。故吸之则满，呼之则虚，一吸一呼，本之有源，无有穷也。乃清浊之交运，人身之橐籥①。肺之下为心，心有系络，上系于肺。肺受清气，下乃灌注。其象尖长而圆，其色赤。其中窍数多寡各异，迥不相同。上通于舌，下无透窍。心之下有心包络，即膻中也。象如仰盂，心即居于其中。九重端拱②，寂然不动。凡脾胃、肝胆、两肾、膀胱，各有一系，系于包络之旁，以通于心。此间有宗气，积于胸中，出于喉咙，以贯心脉，而行呼吸，即如雾者是也。如外邪干犯，则犯包络，心不能犯，犯心即死矣。此下有膈膜，与脊胁周回相着，遮蔽浊气，使不得上熏心肺。膈膜之下有肝，肝有独叶者，有二三叶者，其系亦上络于心包，为血之海，上通于目，下亦无窍。肝短叶中有胆附焉，胆有汁，藏而不泻，此喉之一窍也。施气运化，熏蒸流行，以成脉络者如此。咽至胃，长一尺六寸，通谓之咽门。咽下是膈膜，膈膜之下有胃，盛受饮食而腐熟之。其左有脾，与胃同膜而附其上，其色如马肝赤紫，其形如刀镰，闻声则动，动则磨胃，食乃消化。胃之左有小肠，后附脊膂，左环回周叠积，其注于回肠者，外附脐上，共盘十六曲。右有大肠，即回肠，当脐左回周叠积而下，亦盘十六曲。广肠附脊，以受回肠，左环叠积，下辟乃出滓秽之路。广肠左侧为膀胱，乃津液之府。五味入胃，其津液上升，精者化为血脉，以成骨髓。津液之余，流入下部，得三焦之气施化，小肠渗出，膀胱渗入，而溲便注泄矣。凡胃中腐熟水谷，其精气自胃③之上口（曰贲门）传于肺。肺播于诸脉，其滓秽自胃之下口（曰幽门）传于小肠，至小肠下口（曰阑门）泌别其汁。清者渗出小肠，而渗入膀胱。滓秽之物，则转入大肠。膀胱赤白莹净，上无所入之窍，止有下口，全假三焦之气化施行。气不能化，则闭格不通而为病矣。此咽之一窍，资生气血，转化糟粕，而

---

① 橐籥（tuóyuè 佗月）：古代鼓风吹火用的器具，此喻肺主气、司呼吸、调节气机的功能。

② 九重端拱：九重，即九层，指天门、帝王。端拱，正身拱手，指恭敬有礼，庄重不苟。此喻心为君主之官，在脏腑中居首要地位。

③ 胃：此后原有"口"字，疑衍，据医理删。

出入如此。三焦者，上焦如雾，中焦如沤，下焦如渎。有名无形，主持诸气，以象三才①。故呼吸升降，水谷腐熟，皆待此通达，与命门相为表里。上焦出于胃口，并咽以上，贯膈而布胸中走腋，循太阴之分而行，传胃中谷味之精气于肺，肺播于诸脉，即膻中气海所留宗气是也。中焦在中脘，不上不下，主腐熟水谷，泌糟粕，蒸津液，化其精微，上注于肺脉，乃化为血液，以奉生身，莫贵于此，即肾中动气，非有非无，如浪花泡影是也。下焦如渎，其气起于胃下脘，别回肠注于膀胱，主出而不纳，即州都之官气化则能出者，下焦化之也。肾有二，精所舍也。生于脊膂十四椎下，两旁各一寸五分，形如豇豆，相并而曲附于脊外，有黄脂包裹，里白外黑，各有带二条，上条系于心包，下条过屏翳穴②后趋脊骨。两肾俱属水，但一边属阴，一边属阳。越人谓：左为肾，右为命门。非也。命门即在两肾各一寸五分之间，当一身之中，《易》所谓一阳陷于二阴之中，《内经》曰七节之旁，有小心是也，名曰命门，是为真君真主，乃一身之太极，无形可见，两肾之中是其安宅也。其右旁有一小窍，即三焦。三焦者，是其臣使之官，禀命而行，周流于五脏六腑之间而不息，名曰相火。相火者，言如天君无为而治，宰相代天行化，此先天无形之火，与后天有形之心火不同。其左旁有一小窍，乃真阴真水气也，亦无形，上行夹脊，至脑中为髓海。泌其津液，注之于脉以荣四肢，内注五脏六腑以应刻数。亦随相火而潜行于周身，与两肾所主后天有形之水不同，但命门无形之火在两肾有形之中，为黄庭③。故曰：五脏之真，惟肾为根。褚齐贤云：人之初生受胎，始于任之兆，惟命门先具。有命门，然后生心，心生血；有心，然后生肺，肺生皮毛；有肺，然后生肾，肾生骨髓；有肾，则与命门合。二数备，是以肾有两歧也。可见，命门为十二经之主。肾无此，则无以作强而伎巧不出矣；膀胱无此，则三焦之气不化而水道不行矣；脾胃无此，则不能蒸腐水谷而五味不出矣；肝胆无此，则将军无决断而谋虑不出

---

① 三才：指天、地、人。语见《周易·说卦》，八卦的每一卦有三爻，分别代表天、地、人三才。此处比喻三焦及其"有名无形，主持诸气"的特性。

② 屏翳穴：即会阴穴，属任脉。

③ 黄庭：指中央。此喻命门，强调命门的重要性。

矣；大小肠无此，则变化不行而二便闭矣；心无此，则神明昏而万事不能应矣。正所谓主不明则十二官危也。余有一譬焉，譬之元宵之鳌山走马灯，拜者、舞者、飞者、走者，无一不具，其中间惟是一火耳。火旺则动速，火微则动缓，火熄则寂然不动，而拜者、舞者、飞者、走者，躯壳未尝不存也。故曰：汝身非汝所有，是天地之委形也。余所以谆谆必欲明此论者，欲世之养身者、治病者，的以命门为君主而加意于火之一字。夫既曰立命之门，火乃人身之至宝。何世之养身者，不知保养节欲而日夜戕贼此火？既病矣，治病者不知温养此火，而日用寒凉以直灭此火，焉望其有生气耶？经曰：主不明则十二官危。以此养生则殃，戒之戒之！余今直指其归元之路而明示之。命门君主之火，乃水中之火，相依而永不相离也。火之有余，缘真水之不足也，毫不敢去火，只补水以配火，壮水之主以镇阳光；火之不足，因见水之有余也，亦不必泻水，就于水中补火，益火之源以消阴翳。所谓原与主者，皆属先天无形之妙，非曰心为火而其原在肝，肾为水而其主属肺。盖心脾肾肝肺，皆后天有形之物也，须有无形之火配无形之水，直探其君主之穴宅而求之，是为同气相求，斯易以入也。所谓知其要者，一言而终也。若夫风寒暑湿燥火之入于人身，此客气也，非主气也。主气固，客气不能入。今之谈医者，徒知客者除之，漫不加意于主气，何哉？纵有言固主气者，专以脾胃为一身之主，焉知坤土是离火所生，而艮土又属坎水所生耶？明乎此，不特医学之渊源有自，而圣贤道统之传亦自此不昧。而所谓一贯也，浩然也，明德也，玄牝也，空中也，太极也，同此一火而已。为圣为贤，为佛为仙，不过克全此火而归之耳。小子兹论，阐千古之未明，慎勿以为迂。

《系辞》曰：《易》有太极，是生两仪。周子惧人之不明，而制为太极图。无极而太极。无极者，未分之太极。太极者，已分之阴阳也。一中分太极，中字之象形，正太极之形也。一即伏羲之奇一而圆之，即是无极。既曰先天太极，天尚未生，尽属无形，何为伏羲画一奇，周子画一圈？又涉形迹矣！曰：此不得已而开示后学之意也。夫人受天地之中以生，亦原具有太极之形。在人身之中，非按形考索，不能穷其奥也。

形象图

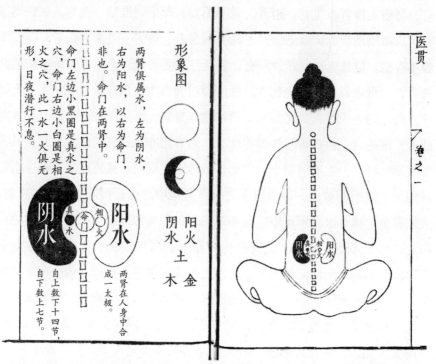

形象图

两肾俱属水，左为阴水，右为阳水，以右为命门，非也。命门在两肾中。

阳火金
阴水土木

两肾在人身中合成一太极。

阴水　阳水

真水　相火
命门

自上数下十四节，自下数上七节。

命门左边小黑圈是真水之穴，命门右边小白圈是相火之穴，此一水一火俱无形，日夜潜行不息。

余因按古铜人图画一形象，而人身太极之妙显然可见，是岂好事哉！亦不得已也，试即命门言之。命门在人身之中，对脐附脊骨，自上数下则为十四椎，自下数上则为七椎。《内经》曰：七节之旁，有小心。此处两肾所寄，左边一肾属阴水，右边一肾属阳水。各开一寸五分，中间是命门所居之官，即太极图中之白圈也。其右旁一小白窍，即相火也；其左旁之小黑窍，如天一之真水也。此一水一火，俱属无形之气。相火禀命于命门，真水又随相火。自寅至申，行阳二十五度；自酉至丑，行阴二十五度。日夜周流于五脏六腑之间，滞则病，息则死矣。人生男女交媾之时，先有火会，而后精聚，故曰火在水之先，人生先生命门火。褚齐贤之言也，发前人之所未发。世谓父精母血，非也。男女俱以火为先，男女俱有精。但男子阳中有阴，以火为主；女子阴中有阳，以精为主。谓阴精阳气则可。男女合，此二气交聚，然后成形，成形俱属后天矣。后天百骸俱备，若无一点先天火气，尽属死灰矣。故曰：主不明，则十二官危。

或又问曰：如上所言，心为无用之物耶？古之圣贤，未有不以正心、养心、尽心为训，而先生独欲外心以言道，恐心外之道非至道也。余曰：子细玩经文，自得之矣。经曰神明出焉，则所系亦重矣，岂为无用哉？盖不观之朝廷乎？皇极殿，是王者向明出治之所也；乾清宫，是王者向晦晏息之所也。指皇极殿而即谓之君身可乎？盖元阳，君主之所以为应事接物之用者，皆从心上起经纶，故以心为主。至于栖真养息而为生生化化之根者，独藏于两肾之中，故尤重于肾。其实非肾而亦非心也。

阴阳

阴阳之理，变化无穷，不可尽述，姑举其要者言之。夫言阴阳者，或指天地，或指气血，或指乾坤，此对待之体①。其实阳统乎阴，天包乎地，血随乎气。故圣人作《易》，于乾则曰大哉乾元，乃统天；于坤则曰至哉坤元，乃顺承天。古人善体《易》义，治血必先理气，血脱益气，故有补血不用四物汤之论。如：血虚发热，立补血汤一方，以黄芪一两为君，当归四钱为臣，气药多而血药少，使阳生阴长。又如：失血暴甚欲绝者，以独参汤一两顿煎服，纯用气药。斯时也，有形之血不能速生，几微之气所当急固，使无形生出有形。盖阴阳之妙，原根于无也。故曰：无名天地之始，生死消长，阴阳之常度，岂人所能损益哉！圣人裁成②天地之化，辅相天地之宜，每寓扶阳抑阴之微权③。方复④而先忧七日之来⑤，未济⑥而预有衣袽之备⑦，防未然而治未病也。然生而老，老而病，病而死，人所不能免，但其间有寿夭长短之差，此岐黄之道所由始。神农尝药，按阴阳而分寒热温凉、辛甘酸苦咸之辨。凡辛甘者属阳，温热者属阳；寒凉者属阴，酸苦者属阴。阳主生，阴主杀，司命者欲人远杀而就生。甘温者用

---

① 体：吕本作"理"。

② 裁成：筹谋而成就之。

③ 微权：谓权谋，机变。

④ 复：六十四卦之一，震下坤上。

⑤ 七日之来：即"七日来复"，阳气始剥尽至来复，时凡七日。

⑥ 济：六十四卦之一，坎下离上。

⑦ 衣袽之备：准备的衣物，有预防之意。袽，本意旧絮破布。

之，辛热者用之，使共跻乎春风生长之域。一应苦寒者，俱不用。不特苦寒不用，至于凉者亦少用。盖凉者秋气也，万物逢秋风不长矣。或时当夏令暑邪侵入，或过食炙煿辛热而成疾者，暂以苦寒一用，中病即止，终非济生之品。世之惯用寒凉者，闻余言而怪矣。幸思而试之，其利溥①哉！若夫尊生之士，不须服食，不须导引，不须吐纳，能大明生死，几于道矣！生之门，死之户，不生则不死，上根顿悟无生。其次，莫若寡欲，未必长生，亦可却病。反而求之，人之死由于生，人之病由于欲。上工治未病，下工治已病。已病矣，绎其致病之根，由于不谨，急远房帏、绝嗜欲，庶几得之。世人服食以图长生，惑矣！甚者日服补药以资纵欲，则惑之甚也！

天上地下，阴阳之定位。然地之气每交于上，天之气每交于下，故地天为泰，天地为否。圣人参赞天地，有转否为泰之道。如：阳气下陷者，用味薄气轻之品，若柴胡、升麻之类，举而扬之，使地道左旋而升于九天之上；阴气不降者，用感秋气肃杀为主，若瞿麦、萹蓄之类，抑而降之，使天道右迁而入于九地②之下。此东垣补中益气汤，万世无穷之利，不必降也，升清浊自降矣。

春秋昼夜，阴阳之门户。一岁春夏为阳，秋冬为阴；一月朔后为阳，望后为阴；一日昼为阳，夜为阴。又按十二时而分五脏之阴阳。医者全凭此，以明得病之根原，而施治疗之方术。

春夏秋冬，非今行夏之时③，当依周正建子④。冬至一阳生，夏至一阴生，此二至最为紧要。至者极也，阴极生阳，绝处逢生，自无而有；阳极生阴，从有而无。阳变阴化之不同也。若春分秋分，不过从其中平分之耳。然其尤重者，独在冬至。故《易》曰：先王以至日闭关。闭关二字，须看得广。观《月令》云：是月斋戒掩身，以待阴阳之所定。则不止关市

---

① 溥（pǔ 普）：大。

② 地：原作"天"，据吕本改。

③ 夏之时：夏历正月建寅，商历正月建丑，周历正月建子。夏之时，指夏历，即沿用至今之农历。

④ 周正建子：指以夏历十一月（子月）为岁首的历法。属周历，即正月建子。

之门矣。

或问：冬至一阳生，当渐向暖和，何为腊月大寒，冰雪反盛？夏至一阴生，当渐向清凉，何为三伏溽暑，酷热反炽？亦有说乎？曰：此将来者进，成功者退，隐微之际，未易以明也。盖阳复于下，逼阴于上，井水气蒸而坚冰至也；阴盛于下，逼阳于上，井水寒而雷电合也。今人病面红、口渴、烦躁、喘咳者，谁不曰火盛之极，抑孰知其为肾中阴寒所逼乎？以寒凉之药进而毙者，吾不知其几矣！冤哉，冤哉！

朔望分阴阳者，初一日为死魄①，阴极阳生。初三日而朏②，十三日而几望③，十五则盈矣。渐至二十已④后，月廓空虚，海水东流。人身气血亦随之，女人之经水，期月而满，满则溢。阴极而少阳生，始能受孕。故望以前属阳。

阳病则昼重而夜轻，阳气与病气交旺也；阴病则昼轻而夜重，阴气与病气交旺也。若夫阳虚病则昼轻，阴虚病则夜轻，阴阳各归其分也。治之者，既定其时以证其病。若未发之时，当迎而夺之，如孙子之用兵，在山谷则塞渊泉，在水陆则把渡口；若正发之时，当避其锐锋；若势已杀，当击其惰归，恐旷日迟⑤久，反生他患也。至于或昼或夜，时作时止，不时而动，是纯虚之证。又不拘于昼夜之定候，当广服补药，以养其正，如在平川广漠，当清野千里。又以十二时分配五脏六腑，自子至午行阳之分，自午至亥行阴之分。仲景云：少阴之病欲解时，从子至寅⑥。乘此阳道方亨之时而投之，药易以入。故仲景《伤寒论》中，逐时分治，不可不考。

年月日时，皆当各分阴阳，此其大略也。独甲子运气，《内经》虽备

---

① 死魄：旧谓月亮的有光部分为明，无光部分为魄。朔后月明渐增，月魄渐减，故谓之死魄。

② 朏（fěi 匪）：新月开始有亮光。

③ 几望：夏历每月十四日称"几望"，十五日为"望日"。

④ 已：通"以"。《孙子兵法·作战》云："故车战，得车十乘已上，赏其先得者。"

⑤ 迟：吕本作"持"，义胜。

⑥ 寅：原作"卯"，据《伤寒论·辨少阴病脉证并治》改。

言之，往往不验。当时大挠①作甲子，即以本年、本月、本日、本时为始。统纪其数如此，未必能直推至上古。甲子年，甲子月、日、时，为历元②也。《内经》特明气运有如许之异，民病亦有如许之别。如此，读《内经》者，不可执泥。譬如大明统历，选择已定，可信乎？不可信乎？

阳一而实，阴二而虚。盖阴之二，从阳一所分，故曰秉全体，月有盈亏。人之初生，纯阳无阴，赖其母厥阴乳哺，而阴始生。是以男子至二八而精始通，六十四而精已绝；女子至二七而经始行，四十九而经已绝。人身之阴，止供三十年之受用。可见阳常有余，阴常不足。况嗜欲者多，节欲者少。故自幼至老，补阴之功一日不可缺。此阴字，指阴精而言，不是泛言阴血。今之以四物汤补阴者，误也。王节斋云：水虚成病者十之八九，火虚成病者十之一二。微得其意矣。褚侍中云：男子阴已耗而思色以降其精，则精不出而内败，小便道涩如淋；阳已痿而复竭之，则大小便牵痛，愈痛则愈便，愈便则愈痛。玩褚、王二公之言，阴中有水有火，水虚者固多，火衰者亦不少，未有精泄已虚而元阳能独全者。况阴阳互为其根，议补阴者，须以阳为主，盖无阳则阴无以生也。

男子背③阳而负阴，女子背阴而负阳。人身劈中分阴阳左右，男子右属火而为气，左属水而为血；女子右属水，而左属火。凡人半肢风④者，男子多患左，女子多患右，岂非水不能营耶？

此皆泛言阴阳之理，有根阴根阳之妙。不穷其根，阴阳或几乎息矣。谈阴阳者，俱曰气血是矣。讵⑤知火为阳气之根，水为阴血之根。盍观之天地间，日为火之精，故气随之；月为水之精，故潮随之。然此阴阳水火，又同出一根。朝朝禀行，夜夜复命，周流而不息，相偶而不离，惟其同出一根而不相离也。故阴阳又各互为其根，阳根于阴，阴根于阳；无阳则阴无以生，无阴则阳无以化；从阳而引阴，从阴而引阳，各求其属而

① 大挠：亦作大桡，传说为黄帝史官，《五行大义》称其始作甲子。
② 历元：古代历法推算的起算点。
③ 背：《赵氏医贯》金陵本和大德本皆作"抱"，义胜。
④ 半肢风：即中风所致偏瘫。
⑤ 讵：难道，岂。

穷其根也。世人但知气血为阴阳，而不知水火为阴阳之根，能知水火为阴阳，而误认心肾为水火之真，此道之所以不明不行也。试观之天上，金木水火土五星见在，而日月二曜所以照临于天地间者，非真阴真阳乎？人身心肝脾肺肾五行俱存，而所以运行于五脏六腑之间者，何物乎？有无形之相火行阳二十五度，无形之肾水行阴二十五度，而其根则原于先天太极之真，此所以为真也。一属有形，俱为后天，而非真矣，非根矣！谓之根，如木之根，而枝叶所由以生者也。

既有真阴真阳，何谓假阴假阳？曰：此似是而非，多以误人，不可不知。如人大热发燥，口渴舌燥，非阳证乎？余视其面色赤，此戴阳也。切其脉，尺弱而无力，寸关豁大而无伦，此系阴盛于下，逼阳于上，假阳之证。余以假寒之药，从其性而折之，顷刻平矣。如人恶寒，身不离复衣，手足厥冷，非阴证乎？余视其面色滞，切其脉涩，按之细数而有力，此系假寒之证，寒在皮肤，热在骨髓，余以辛凉之剂温而行之，一汗而愈。凡此皆因真气之不固，故假者得以乱其真。假阳者，不足而示之有余也；假阴者，有余而示之不足也。既已识其假矣，而无术以投其所欲，彼亦捍格①而不入。经曰：伏其所主而先其所因，其始则异，其终则同②，可使去邪而归于正矣。

有偏阴偏阳者，此气禀也。太阳之人，虽冬月身不须绵，口常饮水，色欲无度，大便数日一行，芩、连、栀、柏、大黄、芒硝，恬不知怪③；太阴之人，虽暑月不离复衣，食饮稍凉便觉腹痛泄泻，参、术、姜、桂，时不绝口，一有欲事，呻吟不已。此两等人者，各禀阴阳之一偏者也。与之谈医，各执其性之一偏而目为全体，常试而漫为之。虽与之言，必不见信，是则偏之为害而误人多矣！今之为医者，鉴其偏之弊，而制为不寒不热之方，举世宗之，以为医中王道。岂知人之受病，以偏得之，感于寒则偏于寒，感于热则偏于热。以不寒不热之剂投之，何以补其偏而救其弊哉！故以寒治热，以热治寒，此方士之绳墨也。然而苦寒频进而积热弥

---

① 捍格：互相抵触，格格不入。

② 其始则异其终则同：《黄帝内经》原文作"其始则同，其终则异"。

③ 恬不知怪：安然处之，不以为怪。即习以为常。

炽，辛热比年而沉寒益滋者，何耶？此不知阴阳之属也！经曰：诸寒之而热者取之阴，诸热之而寒者取之阳，所谓求其属也。斯理也，惟王太仆能穷之，注云：寒之不寒，是无水也；热之不热，是无火也。无水者，壮水之主以镇阳光；无火者，益火之源，以消阴翳。启玄达至理于绳墨之外，而开万世医学之源也。

阴阳者，虚名也；水火者，实体也；寒热者，天下之淫气也；水火者，人之真元也。淫气凑疾，可以寒热药施之；真元致病，即以水火之真调之。然不求其属，投之不入。先天水火，原属同宫，火以水为主，水以火为原。故取之阴者，火中求水，其精不竭；取之阳者，水中寻火，其明不熄。斯大寒大热之病，得其平矣。偏寒偏热之士，不可与言也。至于高世[①]立言之士，犹误认水火为心肾，无怪乎后人之憒憒也。

五行

以木火土金水，配心肝脾肺肾，相生相克，素知之矣。诸书有云：五行惟一，独火有二。此言似是而非，论五行俱各有二，奚独一火哉？若论其至，五行各有五，五五二十五。五行各具一太极，此所以成变化而行鬼神也。今以五行之阴阳生死言之：木有甲木属阳，乙木属阴。人身之胆是甲木属足少阳，肝是乙木属足厥阴。甲木生于亥而死于午，乙木生于午而死于亥。火有丙火属阳，丁火属阴。人身之相火属手少阳，心火属手少阴。丙火生于寅而死于酉，丁火生于酉而死于寅。水有壬水属阳，癸水属阴。人身之肾水属足少阴，膀胱[②]属足太阳。壬水生于申而死于卯，癸水生于卯而死于申。土有戊土属阳，己土属阴。人身之胃土属足阳明，脾土属足太阴。戊土生于寅而死于酉，己土生于酉而死于寅。金有庚金属阳，辛金属阴。人身之肺金属手太阴，大肠金属手阳明。庚金生于巳而死于子，辛金生于子而死于巳。欲察病情者，专以时日之生旺休囚[③]，而验其阴阳之属。如胆火旺，则寅卯旺而午未衰；肝火旺，则午未甚而亥子衰。五

①　高世：上古时代，泛指古代。
②　膀胱：此后吕本有"水"字，义胜。
③　休囚：犹言失时、失运。

行各以其类推之。

独土金随母寄生。故欲补土金者，从寄生处而补其母。是以东垣有隔二之治，是从母也；有隔三之治，又从母之外家也。土金惟寄生，故其死为真死。惟水火从真生，故其死不死，绝处逢生矣！归库者，绝其生气而收藏也。返魂者，续其死气而变化也。况水火随处有生机，钻木可取，击石可取，圆珠可取。方诸取水，掘地取水，承露取水。若金死不救，土死不救，木死不救，是以余于五行中独重水火，而其生克之妙用，又从先天之根，而与世论不同。

近世人皆曰水克火，而余独曰水养火；世人皆曰金生水，而余独曰水生金；世人皆曰土克水，而余独于水中补土；世人皆曰木克土，而余独升木以培土。若此之论，颠倒拂常，谁则信之？讵知君相二火，以肾为宫。水克火者，后天有形之水火也；水养火者，先天无形之水火也。海中之金，未出沙土，不经锻炼，不畏火，不克木，此黄钟根本。人之声音，出自肺金，清浊轻重，丹田所系，不求其原，徒事于肺，抑末也。今之言补肺者，人参、黄芪；清肺者，黄芩、麦冬；敛肺者，五味、诃子；泻肺者，葶苈、枳壳。病之轻者，岂无一效？若本源亏损，毫不相干。盖人肺金之气，夜卧则归藏于肾水之中。丹家谓之母藏子宫，子隐母胎。此一脏名曰娇脏，畏热畏寒。肾中有火，则金畏火刑而不敢归；肾中无火，则水冷金寒而不敢归。或为喘胀，或为咳哕，或为不寐，或为不食，如丧家之狗。斯时也，欲补土母以益子，喘胀愈甚；清之泻之，肺气日消，死期迫矣。惟收敛者，仅似有理，然不得其门，从何而入？《仁斋直指》[①]云：肺出气也，肾纳气也。肺为气之主，肾为气之本。凡气从脐下逆奔而上者，此肾虚不能纳气归元也，毋徒从事于肺。或壮水之主，或益火之源，虎[②]向水中生矣。

若夫土者，随火寄生，即当随火而补。然而补火，有至妙之理。阳明胃土，随少阴心火而生，故补胃土者补心火。而归脾汤一方，又从火之外

---

① 仁斋直指：即《仁斋直指方论》，又名《仁斋直指方》，以论治内科杂病为主，兼论外科及妇科病证，是杨士瀛医学理论与临证实践的总结。

② 虎：吕本作"火"，义胜。

家而补之，俾木生火，火生土也。太阴脾土，随少阳相火而生，故补脾土者补相火。而八味丸一方，合水火既济而蒸腐之。此一理也，至理也。人所不知，人所不信，余特申言之。盖混沌之初，一气而已，何尝有土？自天一生水，而水之凝成处始为土。此后天卦位，艮土居坎水之次也。其坚者为石，而最坚者为金。可见水土金，先天之一原也。又有补子之义，盖肺为土之子，先补其子，使子不食母之乳①，其母不衰，亦见金生土之义，又有化生之妙，不可不知。甲木戊土所畏，畏其所胜，不得已以己妹嫁之，配为夫妇，后归外氏成家。此甲己化土，其间遇龙则化，不遇龙则不化。凡化物以龙为主，张仲景立建中汤以健脾土。木曰曲直，曲直作酸，芍药味酸属甲木；土曰稼穑，稼穑作甘，甘草味甘属己土。酸甘相合，甲己化土②。又加肉桂，盖桂属龙火，使助其化也。仲景立方之妙类如此，又以见木生土之义。盖土无定位，旺于四季，四季俱有生理，故及之。至于木也者，以其克土，举世欲伐之。余意以为木借土生，岂有反克之理？惟木郁于下，故其根下克。盖木气者，乃生生之气，始于东方。盍不观之为政者，首重农事，先祀芒神③。芒神者木气，春升之气也，阳气也，元气也，胃气也，同出而异名也。我知种树而已，雨以润之，风以散之，日以暄④之，使得遂其发生长养之天耳。及其发达既久，生意已竭，又当敛其生生之气，而归于水土之中，以为来春发生之本，焉有伐之之理？此东垣《脾胃论》中用升、柴以疏木气，谆谆言之详也。但未及雨润风散，与夫归根复命之理，余于木郁论中备言之。总之，申明五行之妙用，专重水火耳。

论五行各有五

以火言之，有阳火，有阴火，有水中之火，有土中之火，有金中之火，有木中之火。阳火者，天上日月之火，生于寅而死于酉；阴火者，炳

---

① 乳：吕本作"气"，义胜。
② 甲己化土：甲代表肝（木），己代表脾（土），肝主疏泄，能协助脾运化。
③ 芒神：即句芒。司春之神，后世亦作耕牧之神祭祀。
④ 暄：温暖。

烛之火，生于酉而死于寅。此对待之火也。水中火者，霹雳火也，即龙雷之火①，无形而有声，不焚草木，得雨而益炽，见于季春而伏于季秋。原夫龙雷之见者，以五月一阴生，水底冷而天上热。龙为阳物，故随阳而上升。至冬一阳来复，故龙亦随阳下伏，雷亦收声。人身肾中相火，亦犹是也。平日不能节欲，以致命门火衰，肾中阴盛，龙火无藏身之位，故游于上而不归。是以上焦烦热咳嗽等证，善治者以温肾之药，从其性而引之归原，使行秋冬阳伏之令而龙归大海，此至理也。奈何今之治阴虚火衰者，以黄柏、知母为君，而愈寒其肾，益速其毙，良可悲哉！若有阴虚火旺者，此肾水干枯而火偏盛，宜补水以配火，亦不宜苦寒之品以灭火。壮水之主以镇阳光，正谓此也。如灯烛火，亦阴火也，须以膏油养之，不得杂一滴寒水，得水即灭矣。独有天上火入于人身，如河间所论六气暑热之病，及伤暑中暑之疾，可以凉水沃之，可以苦寒解之。其余炉中火者，乃灰土中无焰之火，得木则烟，见湿则灭，须以炭培，实以温烬。人身脾土中火，以甘温养其火，而火自退。经曰：劳者温之，损者温之。甘能除大热，温能除大热，此之谓也。

空中之火，附于木中，以常有坎水滋养，故火不外见。惟干柴生火，燎原不可止遏，力穷方止。人身肝火内炽，郁闷烦躁，须以辛凉之品发达之。经曰：木郁则达之，火郁则发之，使之得遂其炎上之性。若以寒药下之，则愈郁矣；热药投之，则愈炽矣。

金中火者，凡山中有金银之矿，或五金埋瘗②之处，夜必有火光。此金郁土中而不得越，故有光辉发见于外。人身皮毛空窍中，自觉针刺蚊咬，及颠顶如火炎者，此肺金气虚，火乘虚而现，肺主皮毛也故也。经曰：东方木实，因西方金虚也。补北方之水，即所以泻南方之火。虽曰治金中之火，而通治五行之火，无余蕴矣。

以水言之，有阳水，有阴水，有火中之水，有土中之水，有金中之水，有木中之水。阳水者，坎水也，气也。希夷先生《阴阳消息论》曰：

---

① 龙雷之火：指肾经里所藏的一点点真阳。
② 埋瘗（yì 义）：埋葬、埋藏。

坎以一阳陷于二阴，水气潜行地中，为万物受命根本。盖润液也，气之液也。《月令》于仲秋云：杀气浸盛，阳气日衰水始涸，是水之涸，地之死也。于仲冬云：水泉动，是月一阳生，是水之动地之生也。谓之火中之水可也，谓之土中之水可也。阴水者，兑泽也，形也。一阴上彻于二阳之上，以有形之水普施万物，下降为资生之利泽，在上即可谓雨露之水，在下即为大溪之水。人之饮食入胃，命门之火蒸腐水谷，水谷之气上熏于肺。肺通百脉，水精四布，五经并行。上达皮毛，为汗为涕、为唾、为津；下濡膀胱，为便、为液。至于血亦水也，以其随相火而行，故其色独红，周而复始，滚滚不竭。在上即可为天河水，在下即为长流水。始于西北天门，终于东南地户。正所谓黄河之水天上来，奔流到海不复回。故黄河海水，皆同色也。

金中之水，矿中之水银是也。在人身为骨中之髓，至精至贵，人之宝也。木中水者，巽木入于坎水而上出，其水即木中之脂膏。人身足下有涌泉穴，肩上有肩井穴，此暗水潜行之道。凡津液润布于皮肤之内者，皆井泉水也。夫水有如许之不同，总之归于大海。天地之水，以海为宗。人身之水，以肾为源。而其所以能昼夜不息者，以其有一元之乾气为太极耳！此水中之五行也。明此水火之五行，而土木金可例推矣。经曰：纪于水火，余气可知。

卷之二

主客辨疑

王安道中风辨

人有卒暴僵仆，或偏枯，或四肢不举，或不知人，或死或不死者，世以中风呼之，而方书以中风治之。余考诸《内经》则曰：风之伤人也，或为寒热，或为热中，或为寒中，或为疠风，或为偏枯，或为风也。其卒暴僵仆，不知人，四肢不举者，并无所论，止有偏枯一论而已。及观《千金方》，则引岐伯曰：中风大法有四：一曰偏枯，二曰风痱，三曰风懿，四曰风痹。《金匮要略》中风篇云：寸口脉浮而紧，紧则为寒，浮则为虚，寒虚相搏，邪在皮肤。浮者血虚，络脉空虚，贼邪不泻，或左或右，邪气反缓，正气即急。正气引邪，㖞僻不遂。邪在于络，肌肤不仁；邪在于经，即重不胜。邪入于腑，即不识人；邪入于脏，舌即难言，口吐涎沫。由是观之，知卒暴僵仆不知人、偏枯四肢不举等证，固为因风而致者矣，故用大小续命、西州续命、排风、八风等诸汤散治之。及近代刘河间、李东垣、朱彦修三子者出，所论始与昔人异矣。河间主乎火，东垣主乎气，彦修主乎湿，反以风为虚象，而大异于昔人矣。以予观之，昔人、三子之论，皆不可偏废。但三子以相类中风之病，视为中风而立论，故使后人狐疑而不能决。殊不知因于风者，真中风；因于火、因于气、因于湿者，类中风而非中风也。三子之所论者，自是因火、因气、因湿而为暴病暴死之证，与风何相干哉！如《内经》所谓三阴三阳发病，为偏枯痿易①，四肢不举，亦未尝必因于风而后然也。夫风火气湿之殊，望闻问切之间，岂无所辨乎？辨之为风，则从昔人以治之；辨之为火、气、湿，则从三子以治之。如此，庶乎析理明而用法当矣！惟其以因火、因气、因湿之证，强引风而合论之，所以真伪不分而名实相紊。若以因火、因气、因湿证分出之，则真中风病彰矣。

王氏之论甚妙，但类中风与真中风并论，无轻重缓急之分，亦不能无弊。愚意邪之所凑，其气必虚，内伤者间而有之。间字当作五百年间出之间，当专主虚论，不必兼风。河间、东垣各发前人所未发，至为精妙，但有论无方，后人何所依从？而彦修以阴虚立论，亦发前人所未发，惜乎以气血湿痰为主，而不及真阴，不能无遗弊于后世焉。

东垣云：有中风者，卒然昏愦，不省人事，痰涎壅盛，语言謇涩等证。此非外来风邪，乃本气自病也。凡人年逾四旬，气衰之际，或忧喜忿怒伤其气者，多有此证。壮岁之时无有也。若肥盛者，则间而有之，亦是形盛气衰而如此耳。

观东垣之论，当以气虚为主。纵有风邪，亦是乘虚而袭。经曰邪之所凑，其气必虚是也。当此之时，岂寻常药饵能通达于上下哉？急以三生饮一两，加人参一两，煎服即苏。夫三生饮乃行经治痰之剂，斩关夺旗之将，每服必用人参两许，驾驱其邪而补助真气，否则不惟无益，适以取败。观先哲用芪附、参附，其义可见矣。若遗尿、手撒、口开、鼾睡，为不治。然用前药，多有得生者，不可不知。

河间曰：所谓中风瘫痪者，非为肝木之风实甚而卒中之，亦非外中于风，良由将息失宜，心火暴甚，肾水虚衰，不能制之，则阴虚阳实而热气怫郁，心神昏冒，筋骨不用，而卒倒无知也。亦有因喜怒思悲恐五志有所过极而卒中者。夫五志过极，皆为热甚。俗云风者，言末而忘其本也。

观刘氏之论，则以风为末，而以火为本。世之尊刘氏者，专以为刘氏

18

---

① 痿易：谓痿弱无力。《素问·阴阳别论》云："三阳三阴发病，为偏枯痿易，四肢不举。"王冰注："三阴不足，则发偏枯；三阳有余，则为痿易。易，谓变易常用而痿弱无力也。"张志聪注："痿易者，委弃而不能如常之动作也。"

主火之说。殊不知火之有余，水之不足也。刘氏原以补肾为本，观其地黄饮子之方可见矣。故治中风，又当以真阴虚为本。

注云：舌瘖不能言，足废不能行。此谓少阴气厥不至，急当温之，名曰痱证[①]。

但阴虚有二：有阴中之水虚，有阴中之火虚。火虚者，专以河间地黄饮子为主；水虚者，又当以六味地黄为主。果是水虚，则辛热之药与参芪之品俱不可加。

河间、东垣专治本而不治风，可为至当不易之论，学者必须以阴虚阳虚为主。自后世医书杂出，而使后学狐疑不决。《丹溪纂要》曰：有气虚，有血虚，有湿痰。左手脉不足及左半身不遂者，以四物汤补血之剂为主，而加以竹沥、姜汁；右手脉不足及右半身不遂者，以四君子补气之剂，而佐以竹沥、姜汁；如气血两虚而夹痰盛者，以八物汤为主，而加南星、半夏、竹沥、姜汁之类。丹溪之论，平正通达，宜世之人盛宗之。但持此以治中风而多不效，或少延而久必毙，何也？盖治气血痰之标，而不治气血痰之本也。人之有是四肢也，如木之有枝干。人之气血荣养乎四肢也，犹木之浆水灌溉乎枝叶也。木有枝叶，必有根本，人之气血，岂无根本乎？人有半身不遂而迁延不死者，如木之根本未甚枯，而一边之枝干先萎耳。人有形容肥壮、忽然倒仆而即毙者，如木之根本已绝，其枝叶虽滋荣，犹枯杨生华，何可久也？忽遇大风而摧折矣。观此则根本之论明矣。然所谓气血之根本者何？盖火为阳气之根，水为阴气[②]之根，而火与水之总根两肾间动气是也。此五脏六腑之本，十二经之源，呼吸之门，三焦之根，又名守邪之神。经曰：根于中者，命曰神机，神去则机息；根于外者，名曰气立，气止则化绝。今人纵情嗜欲，以致肾气虚衰，根先绝矣。一或内伤劳役，或六淫七情，少有所触，皆能卒中，此阴虚阳暴绝也，须以参附大剂峻补其阳，继以地黄丸、十补丸之类填实真阴；又有心火暴甚、肾水虚衰，又兼之五志过极，以致心神昏闷、卒倒无知、其手足

---

① 痱证：一般称"风痱"，一种中风后遗症，以手足痿废不能收引为特征。
② 阴气：吕本作"阴血"，义胜。

牵掣、口眼㖞斜，乃水不能荣、筋急而纵也。俗云风者，乃风淫末疾之假象，风自火出也，须以河间地黄饮子峻补其阴，继以人参、麦门冬、五味之类滋其化源。此根阳根阴之至论也。若夫所谓痰者，凡人将死之时必有痰，何独中风为然？要之痰从何处来。痰者水也，其原出于肾。张仲景曰：气虚痰泛，以肾气丸补而逐之。观此凡治中风者，既以前法治其根本，则痰者不治而自去矣。若初时痰涎壅盛，汤药不入，少用稀涎散之类使喉咽疏通，能进汤液即止。若欲必尽攻其痰，顷刻立毙矣。戒之哉，戒之哉！

或问：人有半肢风者，必须以左半身属血，右半身属气，岂复有他说乎？曰：未必然。人身劈中分阴阳水火，男子左属水右属火，女子左属火右属水，男子半肢风者多患左，女子半肢风者多患右。即此观之，可见以阴虚为主。又有一等人，身半以上俱无恙如平人，身半以下软弱麻痹，小便或涩或自遗，果属气乎？属血乎？此亦足三阴之虚证也，不可不知。

经曰：胃脉沉鼓涩，胃外鼓大，心脉小坚急，皆得偏枯。男子发左，女子发右，不瘖舌转，可治，三十日起。其从者瘖，三岁起。年不满二十者，三岁死。盖胃与脾为表里，阴阳异位，更实更虚，更逆更从，或从内，或从外。是故胃阳虚，则内从于脾。内从于脾，则脾之阴盛，故胃脉沉鼓涩也，涩为多血少气。胃之阳盛，则脾之阴虚，虚则不得与阳主内，反从其胃越出于部分之外，故胃脉鼓大于臂外也，大为多气少血。心者元阳君主宅之，生血生脉。因元阳不足，阴寒乘之，故心脉小坚急。小者阳不足也，坚急者阴寒之邪也。夫如是心胃脾三脉，凡有其一即为偏枯者，何也？盖心是天真神机开发之本，胃是谷气充大真气之标。标本相得，则胸膈间之膻中气海所留宗气盈溢，分布四脏三焦，上下中外无不周遍。若标本相失，则不能致其气于气海而宗气散矣。故分布不周于经脉则偏枯，不周于五脏则瘖。即此言之，是一条可为后之诸言偏枯者纲领也，未有不因真气不周而病者也。

《乾坤生气》云：凡人有手足渐觉不遂，或臂膊及髀股、指节麻痹不仁，或口眼歪斜、语言謇涩，或胸膈迷闷、吐痰相续，或六脉弦滑而虚软无力，虽未至于倒仆，其中风晕厥之候可指日而决矣，须预防之。愚谓预防之理，当节饮食，戒七情，远房事，此至要者也。如欲服饵预防，须察其脉证之虚实。如两尺虚衰者，以六味地黄、八味地黄培[①]补肝肾；如寸关虚弱者，以六君子、十全大补之类急补脾肺，才有补益。若以搜风、顺气及清气化痰等药，适所以招风取中也，不可不知。

岐伯谓中风大法有四：

一曰偏枯，谓半身不遂而痛也。

如木之根本未甚枯，而一边枝干先萎者是也。言不变，志不乱，病在分腠之间。巨针[②]取之，益其不足，损其有余，乃可复也。

二曰风痱，谓身无疼痛，四肢不收也。

如瘫痪是也。瘫者，坦也，筋脉弛纵，坦然而不举也；痪者，涣也，血气涣散而无用也。志乱不甚，其言微知，可治。甚则不能言，不可治也。

三曰风懿，谓奄然忽不知人也。

咽中塞窒，舌强不能言，则是急中风。而其候也，发汗身软者生；若汗不出，身硬、唇干者死。视其鼻、人中，左右[③]白者可治，一黑一赤吐沫者死。

四曰风痹，谓诸痹，类风状也。

经曰：风寒湿三气，合而成痹。曰痛痹，筋骨掣痛；曰着痹，着而不行；曰行痹，走注疼痛；曰周痹，身疼痛。又曰行痹属风，痛痹属寒，着痹属湿。

如正气不足之证，只补正气，不必祛邪；如邪气有余，若痹证之类，虽以扶正气为主，不可不少用祛邪之法，如易老天麻丸之类。

口眼㖞斜

《灵枢》言：足阳明之筋，其病颊筋。有寒则急引颊移口，热则筋弛、纵缓不能收，故僻。是左寒右热，则左急而右缓；右寒左热，则右急

---

① 培：原作"切"，据吕本改。
② 巨针：古代针具名，形似毫针而粗长。
③ 右：此后张本有"上下"二字。

而左缓。故偏于左者，左寒而右热；偏于右者，右寒而左热也。夫寒不可径用辛热之剂，盖左中寒则逼热于右，右中寒则迫热于左，阳气不得宣行故也。

口之㖞，灸以地仓。目之斜，灸以承泣。苟不效，当灸人迎。夫气虚风入而为偏，上不得出，下不得泄，真气为风邪所陷，故宜灸。经曰：陷下，则灸之是也。

惟外中风邪者，方有斜等证。若夫热则生风者，不可谓尽得病于窗隙之风。纵有㖞斜等证，乃假象也，亦不甚。盖火胜则金衰，金衰则木盛，木盛则生风。惟润燥则风自息，不必用前灸法。

《素问》曰：诸风掉眩，支痛、强直、筋缩，为厥阴风木之气。自大寒至小满，风木君火二气之位。风主动，善行数变。木旺生火，风火属阳，多为兼化。且阳明燥金，主于紧敛缩劲。风木为病，反见燥金之化，由亢则害、承乃制，谓己极过，则反似胜己之化，故木极似金。况风能胜湿而为燥，风病势甚而成筋缩，燥之甚也。

此等证候，正所谓风淫所胜，治以清凉者也，不宜用桂附。

或问曰：当此之时，小续命汤可用乎？曰：未必然。小续命汤，此仲景《金匮要略》治冬月直中风寒之的方，即麻黄、桂枝汤之变方也。其间随六经之形证，逐一加减，未便可按方统用其全方也。如太阳无汗，于本方中倍麻黄、杏仁、防风；如有汗恶风，于本方中倍桂枝、芍药、杏仁；如阳明无汗、身热、不恶风，于本方中加石膏、知母、甘草；有汗、身热、不恶风，于本方中加葛根、桂枝、黄芩；如太阳无汗、身凉，于本方中加附子、干姜、甘草；少阴经中有汗、无热，于本方中加桂枝、附子、甘草。凡中风无此四证，六经混淆，系于少阳、厥阴，或肢节挛痛，或麻木不仁，每续命八两，加羌活四两、连翘六两。此系六经有余之表证，须从汗解。如有便溺阻隔，宜三化汤，或《局方》麻仁丸通利之。虽然，邪之所凑，其气必虚，世间内伤者多，外感者间而有之，此方终不可轻用也。

许学士云：气中者，因七情所伤。

经曰：神伤于思虑则肉脱，意伤于忧愁则肢废，魂伤于悲哀则筋挛，魄伤于喜乐则衰槁，志伤于盛怒则腰脊重难俯仰也。又曰：暴怒伤阴，暴喜伤阳。故忧愁不已，气多厥逆，牙关紧急。若作中风误治，杀人多矣。盖中风者，身温且多痰涎；中气者，身凉而无痰涎，宜苏合香丸灌之即苏。经曰：无故而瘖，眯不至者，虽不治自已。谓气暴逆也，气复自愈。

王节斋云：饮食过伤，变为异常，急暴之病，人所不识。多有饮食醉饱之后，或感风寒，或着气恼，食填太阴，胃气不行，须臾厥逆，昏迷不省。若误作中风、中气治之，立毙。惟以阴阳淡盐汤探吐之，食出即愈。经曰：上部有脉，下部无脉，法当吐，不吐则死。详见《格致余论》木郁则达之条下。以上二条论，当与厥门互看。

有一等形体肥胖，平素善饮，忽一日舌本硬强，语言不清，口眼㖞斜，痰气上涌，肢体不遂。此肥人多中，以气盛于外而歉于内也，兼之酒饮湿热之证，须用六君子加煨葛根、山栀、神曲而治之。

有一人久病滞下，忽一日昏仆，目上视，溲注而汗泻，脉无伦。丹溪先生曰：此阴虚阳暴绝也，得之病后而酒且内[1]，急治人参膏，而促灸其气海。顷之手动，又顷之唇动，参膏成三饮之而苏，后服尽数斤而愈。予观此，凡人大病后及妇人产后多有此证，不可不知。

按：丹田、气海与肾脉相通，人于有生之初，先生命门，胞系在脐，故气海、丹田实为生气之源，十二经之根本也，故灸而效[2]。

有一妇人，先胸胁胀痛，后四肢不收，自汗如雨，小便自遗，大便不实，口紧目瞤，饮食颇进。十余日，或以为中脏，甚忧，请薛立斋先生视之。曰：非也。若风既中脏，真气既脱，恶证既见，祸在反掌，焉能延至十日？乃候其色，面目俱赤而或青；诊其脉，左三部洪数，惟肝尤甚。乃知胸乳胀痛，肝经血虚，肝气痞塞也；四肢不收，肝经血虚，不能养筋也；自汗不止，肝经血热，津液妄泄也；小便自遗，肝经热甚，阴挺失职也；大便不实，肝木炽盛，克脾土也。遂用犀角散四剂，诸证顿愈，又用

---

① 内：同"纳"，此处作"入房"即"房事"解。

② 效：此后张本和三多斋本有"华佗救阳脱方，用附子一个，重一两，切作八片，白术、干姜各五钱，木香二钱，为末，煎。先用葱白一握炒熟，熨脐下。次候药冷，灌服。须臾又进一服"一段文字。

加味逍遥散调理而安。后因郁怒，前证复作，兼发热呕吐，饮食少思，月经不止。此木盛克土而脾不能摄血也，用加味归脾为主，佐以逍遥散而愈。后每遇怒，或睡中手足搐搦，复用前药即愈。

唐柳太后，病风不能言，脉沉欲脱。群医束手相视，许胤宗曰：是饵汤药无及矣。即以黄芪、防风煮汤数十斛，置床下，气腾腾如雾熏薄之。是夕语，更药之而起。

卢州王守道，风噤不能语。王克明令炽炭烧地，上洒以药，置病者于其上，须臾小苏。

以上二法，病至垂绝，汤液不及，亦治法之变者也。

有人平居无疾苦，忽如死人，身不动摇，默默不知人，目闭不能开，口噤不能言；或微知人，恶闻人声，但如眩冒，移时方寤。此由出汗过多，血少气并于血，阳独上而不下，气壅塞而不行，故身如死；气过血还，阴阳复通，故移时方寤。名曰郁冒，亦名血厥。妇人多有之，宜白薇汤、仓公散。

厥

此厥与伤寒二厥不同，不可不知分辨。

阳气衰乏者，阴必凑之，令人五指至膝上皆寒，名曰寒厥，是寒逆于下也，宜六物附子汤主之。阴退则阳进，故阴气衰于下，则阳往凑之，故令人足下热也，热甚则循三阴而上逆，谓之热厥，宜六味地黄丸主之。肝藏血而主怒，怒则火起于肝，载血上行，故令血菀于上，是血气乱于胸中，相薄而厥逆也，谓之薄厥，宜蒲黄汤主之。诸动属阳，故烦劳则扰乎阳而阳气张大，阳气张大则劳火亢矣。火炎则水干，故令精绝，是以迁延辟积至于夏月，内外皆热，水益亏而火益亢，孤阳厥逆，如煎如熬，故曰煎厥，宜人参固本丸主之。五尸之气，暴注于人，乱人阴阳气血。上有绝阳之络，下有破阴之纽，形气相离，不相顺接，故令暴厥如死，名曰尸厥，宜二十四味流气饮、苏合香丸主之。寒痰迷间①，四肢逆冷，名曰痰

---

① 间：诸本皆作"闷"，义胜。

厥，宜姜附汤主之。胃寒即吐蛔虫，名曰蛔厥，宜乌梅丸加理中汤主之。气为人身之阳，一有怫郁则阳气不能四达，故令手足厥冷，与中风相似，但中风身温，中气身冷耳，名曰气厥，宜八味顺气散主之。

　　余按：常病，阳厥补阴，壮水之主；阴厥补阳，益火之源。此阴厥阳厥，与伤寒之阴阳二厥不同。伤寒阳厥用推陈致新之法，阴厥则用附子理中。冰炭殊途，死生反掌。慎之哉！慎之哉！①

伤寒

　　伤寒专祖仲景。凡读仲景书，须将伤寒与中寒分为两门，始易以通晓。为因年久残缺，补遗注释者又多失次错误。幸历代考正者渐明，逮陶节庵《六书》、吴绶《蕴要》二书刊行，而《伤寒》之理始著。余于至理，未暇详辨。先将伤寒、中寒，逐一辨明，庶不使阴阳二证混乱。夫伤寒治之，得其纲领不难也。若求之多歧，则支离矣。先以阳证言之：夫既云伤寒，则寒邪自外入内而伤之也。其入则有浅深次第，自表达里。先皮毛，次肌肉，又次筋骨、肠胃，此其渐入之势然也。若夫风寒之初入，必先太阳寒水之经，便有恶风恶寒、头痛脊痛之证，寒郁皮毛，是为表证，若在他经，则无此证矣。脉若浮紧、无汗为伤寒，以麻黄汤发之，得汗为解；浮缓、有汗为伤风，用桂枝汤散邪，汗止为解。若无头疼、恶寒，脉又不浮，此为表证罢而在中。中者何？表里之间也。乃阳明少阳之分，脉不浮不沉，在乎肌肉之间，谓皮肤之下也。然有二焉：若微洪而长，即阳明脉也，外证鼻干不眠，用葛根汤以解肌；脉弦而数，少阳脉也，其证胁痛耳聋、寒热往来而口苦，以小柴胡汤和之。盖阳明、少阳，不从标本，从乎中治也。若有一毫恶寒尚在表，虽入中还当兼散邪，过此为邪入里、为实热，脉不浮不沉。沉则按之筋骨之间方是，若脉沉实有力，外证不恶风寒而反恶热、谵语、大渴、六七日不大便，明其热入里而肠胃燥实也。轻则大柴胡汤，重则三承气汤，大便通而热愈矣。以阴证言之，若初起便怕寒、手足厥冷，或战栗、蜷卧、不渴，兼之腹痛、呕吐、泄泻，或口出

---

　　① 余按……慎之哉：此段文字张本与吕本均置于篇首。

涎沫、面如刀刮、不发热而脉沉迟无力，此为阴证，不从阳经传入热证治例，更当看外证如何。轻则理中汤，重则姜附汤、四逆汤以温之。由此观之，可见伤寒者，由皮毛而后入脏腑，初虽恶寒发热，而终为热证，其人必素有火者；中寒者，直入脏腑①，始终恶寒，而并无发热等证，其人必无火者。一则发表攻里，一则温中散寒，两门判然明白，何至混杂于中而使后人疑误耶！

寒伤荣，风伤卫。卫阳也，风亦阳也，阳从阳之类，故风能伤卫；血阴也，寒亦阴也，阴从阴之类，故寒能伤荣。辛甘发散为阳，风宜辛散，寒宜甘发。桂枝辛而热者，故能发散卫中之风邪；麻黄甘而热者，故能发散血中之寒邪。又桂枝、麻黄，气味俱轻，阳中之阳，故能入太阳经，散皮肤间之风寒也。此二方者，乃治冬月正伤寒之的方。霜降后至春分前，此时太阳寒水用事，房劳辛苦之人，其太阳寒水之气乘虚而客入于太阳经，同气相求，故易以伤也。仲景特以杀气最重，故详言之。其余时月则无伤寒，则二方不可用也。今人医牌上多书治四时伤寒，名不正则言不顺矣。《活人》言：头痛如破者，连须葱白汤，不可便与升麻葛根汤，恐太阳流入阳明，是太阳邪气引入阳明，不能解也。未至少阳者，不可便与柴胡汤。如有恶寒证，本方加麻黄；恶风加桂枝；如正阳明腑病，不恶寒，有汗而渴，当用白虎汤②。

太阳经，表之表也，行身之背；阳明经，表之里也，行身之前；少阳经，半表半里也，行乎两胁之旁。过此，则少阴、太阴、厥阴俱入脏而为里。

大凡伤寒邪热传里结实，须看热气浅深用药。今之医不分当急下，可少与，宜微和胃气之论，一概用大黄、芒硝乱投汤剂下之，因兹枉死者多矣。余谓：伤寒之邪，传来非一，治之则殊耳。病有三焦俱伤者，则痞满

---

① 腑：原作"脐"，据张本改。

② 如有恶寒证……当用白虎汤：张本此前有"葛根汤，治阳明胃经目痛、鼻干、不寐"。此后有"小柴胡汤，治少阳胆经耳聋胁痛、寒热往来、口苦。柴胡、黄芩、甘草。此经无出入，不可汗下，只有此汤和解之。如兼阳明证，此方加葛根、芍药；如尚有恶寒等证，用大柴胡汤兼表兼下之"。

燥实坚俱全，宜大承气汤。厚朴苦温以去痞，枳实苦寒以泄满，芒硝咸寒以润燥软坚，大黄苦寒以泄实去热，病斯愈矣。邪在中焦，则有燥实坚三证，故用调胃承气汤。以甘草和中，芒硝润燥，大黄泄实，不用枳实、厚朴，恐伤上焦元气，调胃之名，由此立矣。上焦受伤，则痞而实，用小承气汤。枳实、厚朴之能除痞，大黄之泄实，去芒硝不伤下焦真阴，谓不伐其根本也。若夫大柴胡汤，则有表证尚未除，而里证又急，不得不下者，只得以此汤通表里而缓治之；尤有老弱及血气两虚之人，亦宜用此。故经云：转药孰紧？有芒硝者紧也。大承气最紧，小承气次之，大柴胡又次之。其大柴胡加芒硝，方得转药，盖为病轻者设也。仲景云：荡涤伤寒热积，皆用汤药，切不宜用丸药，不可不知。如欲用此三方，须以手按病人，自胸至小腹，果有硬处，手不可近，方敢下手。然其至妙处，尤须辨舌之燥滑若何，此《金镜录》三十六舌，不可不细玩也。

初病无热，便四肢厥冷，或胸腹中满，或呕吐、腹满痛、下利，脉细无力。此自阴证受寒，即真阴证，非从阳经传来。便宜温之，不宜少缓。经云：发热恶寒者，发于阳也；无热恶寒者，发于阴也，治宜四逆汤。腹满腹痛，皆是阴证，只有微甚不同，治难一概。腹痛不大便，桂枝芍药汤；腹痛甚，桂枝大黄汤。若自利腹痛、小便清白，宜温中，理中、四逆看微甚用。轻者五积散，重者四逆汤，无脉者通脉四逆汤，使阴退而阳复也。

阴毒病，手足指甲皆青。脉沉细而急者，四逆汤；无脉者，通脉四逆汤、阴毒甘草汤。脐中葱熨，气海、关元着艾，可灸二三百壮。乃用温和补气之药，通其内外，以复阳气。若俱不效，死证也。

以上皆真阴证，人皆知之。至于反常，则不易晓。有发热面赤、烦躁揭去衣被、饮冷、脉大，误为阳证，投寒药，死者多矣。必须凭脉下药，不问浮沉大小，但指下无力，按至筋骨全无力者，必有伏阴，不可与凉药。若已曾服过凉药，脉必鼓指而有力，脉又难凭矣。若一应茶汤及寒热药俱吐者，此阴盛格阳，急用白通汤加人尿、胆汁，以通拒格之寒。所以仲景《伤寒论》中，传经与直中并论者，正谓有阳证似阴、阴证似阳，所宜详辨。但年久散乱，后人误相补集，致使不明。如太阳证头痛发热，当脉浮而反沉，又似少阴矣，故用麻黄附子细辛汤。如少阴证脉沉，应无热而反发热者，又似太阳矣，须用干姜附子甘草汤。如阴证四肢厥逆，而阳证亦有厥逆者，此四逆汤与四逆散不同。又如阴证下利，而阳证又有漏底①者，此理中汤与黄龙汤不同。若此之类，疑似难明，幸陶节庵《六书》②已明分矣。予又有说焉：若读伤寒书而不读东垣书，则内伤不明而杀人多矣；读东垣书而不读丹溪书，则阴虚不明而杀人多矣；读丹溪书而不读薛氏书，则真阴真阳不明而杀人亦多矣。东垣曰：邪之所凑，其气必虚，世间内伤者多，外感者间而有之。此一间字当作五百年间出之间，甚言其无外感也。东垣《脾胃论》与夫《内伤外感辨》③，深明饥饱、劳逸、发热等证俱是内伤，悉类伤寒，切戒汗下。以为内伤多外感少，只须温补，不必发散；外感多而内伤少，温补中少加发散，以补中益气汤一方为主加减出入。如内伤兼伤寒者，以本方加麻黄；兼伤风者，本方加桂枝；兼伤暑者，本方加黄连；兼伤湿者，本方加羌活。实万世无穷之利，东垣特发明阳虚发热之一门也。然世间真阴虚而发热者十之六七，亦与伤寒无异，反不及论何哉？今之人一见发热，则曰伤寒，须用发散。发散而毙，则曰伤寒之书法已穷，奈何？岂知丹溪发明之外，尚有不尽之旨乎？予尝于阴虚发热者，见其大热面赤、口渴烦躁，与六味地黄大剂，一服即愈。如见下部恶寒足冷，上部渴甚燥极，或欲饮而反吐，即以六味汤中加肉桂、五味，甚则加附子，冷饮，下咽即愈。予尝以此活人多矣，敢以私秘乎？因制《补天要论》一卷，以补前人之不逮。所望于高明者，再加裁夺，幸甚幸甚！且举伤寒口渴一证言之，邪热入于胃腑，消耗津液故渴，恐胃汁干，急下之以存津液。其次者，但云欲饮水者，不可不与，不可多与，并无治法。纵有治者，徒知以芩、连、栀、柏、麦冬、五味、天花粉，甚则石膏、知母以止渴。此皆有形之水，以沃无形之火，安能滋肾中之真阴乎？若以六味地黄大剂服之，其渴立愈，何至传至少阴而成燥实坚

---

① 漏底：指下利。

② 六书：即《伤寒六书》，又名《陶氏伤寒全书》，共六卷，明代陶节庵撰于十五世纪中期。

③ 内伤外感辨：即李东垣《内外伤辨惑论》。

之证乎？既成燥实坚之证，仲景不得已而以承气汤下之，此权宜之伯术①。然谆谆有虚人、老弱人之禁，故以大柴胡代之，陶氏以六乙顺气汤代之。岂以二汤为平易乎？代之而愈，所丧亦多矣！况不愈者，十之八九哉！当时若多用六味地黄饮子大剂服之，取效虽缓，其益无穷。况阴虚发热者，小便必少，大便必实，其上证口渴烦躁，与伤寒无异，彼之承气者，不过因亢则害，下之以承真阴之气也。予今直探其真阴之源而补之，如亢旱而甘霖一施，土木皆濡，顷刻为清凉世界矣，何不可哉？况肾水既虚矣，复经一下之后，万无可生之理，慎之！慎之！吾为此惧，故于《补天要论》中详言之。

陶节庵亦悟此理，有云：自气而至血，血而复之气者，大承气汤下之；自血而之气，气而复之血者，生地黄黄连汤主之。二者俱不大便，此是承气汤对子，又与三黄石膏汤相表里。是皆三焦胞络虚火之用也，病既危急，只得以此汤降血中之火耳。陶公以血为阴，故有此论，惜乎其不识真阴真阳之至理也。

合而言之，真知其为阳虚也，则用补中益气汤；真知其为阳虚直中也，则用附子理中汤；真知其为阴虚也，则用六味肾气汤；真知其为阴虚无火也，则用八味肾气汤。其间有似阴似阳之假证也，则用寒因热用之法从之，不可少误。惟以补正为主，不可攻邪。正气得力，自然推出寒邪，汗出而愈。攻之一字，仁人之所恶也。百战百胜，战之善者也；不战而屈人之兵，善之善者也。故曰：善战者服上刑。

温病

夫伤寒二字，盖冬时严寒而成杀厉之气，触冒之而即时病者乃名伤寒。不即发者，寒毒藏于肌肤，至春变为温，至夏变为暑病。暑病者，热极重于温也。既变为温，则不得复言其为寒，不恶寒而渴者是也。此仲景经文也。其麻黄、桂枝，为即病之伤寒设，与温热何与②？受病之源虽同，所发之时则异。仲景治之，当别有方，缘皆遗失而无征。是以各家议论纷

---

① 伯术：霸者的权术。此指用药性猛烈的药物攻治疾患的办法。

② 何与：何干。

纷，至今未明也。刘守真谓欲用麻黄、桂枝，必加凉药于其中，以免发黄之病；张子和六神通解散，以石膏寒药中加麻黄、苍术。皆非也。盖麻黄、桂枝辛热，乃冬月表散寒邪所宜之药，不宜用于春夏之时。陶氏欲以九味羌活汤，谓一方可代三方，亦非也。羌活汤，易老所制之方，乃治感四时不正之气。如春宜温而反寒，夏宜热而反温，秋宜凉而反热，冬宜寒而反温，又有春夏秋三时为暴寒所折，虽有恶寒发热之证，不若冬时肃杀之气为甚，故不必麻黄、桂枝以散寒，惟宜辛凉之药，通内外而解之。况此方须按六经加减之法，不可全用也。不若逍遥散为尤妙，真可一方代三方也。然则欲治温病者将如何？余有一法，请申而明之。经曰：不恶寒而渴者是也。不恶寒则知其表无寒邪矣，曰渴则知肾水干枯矣。盖缘其人素有火者，冬时触冒寒气，虽伤而亦不甚。惟其有火在内，寒亦不能深入，所以不即发。而寒气伏藏于肌肤，自冬至三四月，历时既久，火为寒郁，中藏亦久，将肾水熬煎枯竭。盖甲木阳木也，借癸水而生。肾水既枯，至此时强木旺，无以为发生滋润之本，故发热而渴，非有所感冒也。海藏谓新邪唤出旧邪，非也。若复有所感，表又当恶寒矣。余以六味地黄滋其水，以柴胡辛凉之药疏其木郁，随手而应。此方活人者多矣，予又因此而推广之。凡冬时伤寒者，亦是郁火证。若其人无火，则为直中矣。惟其有火，故由皮毛而肌肉，肌肉而腑脏。今人皆曰寒邪传里，寒变为热。既曰寒邪，何故入内而反为热？又何为而能变热耶？不知即是本身中之火，为寒所郁而不得泄，一步反归一步，日久则纯热而无寒矣！所以用三黄解毒解其火也，升麻葛根即火郁发之也，三承气即土郁则夺之，小柴胡汤木郁达之也。其理甚简而易，只多了传经、六经诸语，支离多歧。凡杂证有发热者，皆有头疼、项强、目痛、鼻干、胁痛、口苦等证，何必拘为伤寒，局伤寒方以治之也？余于冬月正伤寒，独麻黄、桂枝二方作寒郁治，其余俱不恶寒者作郁火治。此不佞①之创论也，闻之者孰不骇然吐舌？及阅虞天民《医学正传·伤寒》篇云：有至人传曰：传经伤寒，是郁病。余见之，不觉窃喜，以为先得我心之同然。及考之《内经》，帝曰：人伤于寒，

---

① 不佞：不才。谦称自己。

而传为热，何也？岐伯曰：寒气外凝内郁之理。腠理坚致，玄府闭密，则气不宣通，湿气内结，中外相搏，寒盛热生，故人伤于寒，转而为热。汗之则愈，则外凝内郁之理可知。观此而余以伤寒为郁火者，不为无据矣。故特著《郁论》一篇。

论阳毒阴毒

《金匮要略》云：阳毒之为病，面赤斑斑如锦纹，咽喉痛，唾脓血，五日可治，七日不可治。

阴毒之为病，面目青，身痛如被杖，咽喉痛，死生如阳毒，升麻鳖甲汤并主之。

《千金》云：阳毒汤，治伤寒一二日变成阳毒，或服药吐下后变成阳毒。身重腰脊背痛，烦闷不安，狂言，或走，或见鬼神，或吐血下利，其脉浮。

郁论

《内经》曰：木郁则达之，火郁则发之，土郁则夺之，金郁则泄之，水郁则折之。然调其气，过者折之，以其畏也，所谓泻之。

注《内经》者谓：达之，吐之也，令其条达也；发之，汗之也，令其疏散也；夺之，下之也，令其无壅凝也；泄之，谓渗泄解表利小便也；折之，谓制其冲逆也。予谓：凡病之起，多由于郁。郁者，抑而不通之义。《内经》五法，为因五运之气所乘而致郁，不必作忧郁之郁。忧乃七情之病，但忧亦在其中。丹溪先生云：气血冲和，百病不生，一有怫郁，诸病生焉。又制为六郁之论，立越鞠丸以治郁。曰气、曰湿、曰热、曰痰、曰血、曰食，而以香附、抚芎、苍术开郁利气为主。谓气郁而湿滞，湿滞而成热，热郁而成痰，痰滞而血不行，血滞而食不消化，此六者相因为病者也。此说出而《内经》之旨始晦，《内经》之旨又因释注之误而复晦，此郁病之不明于世久矣。苟能神而明之，扩而充之，其于天下之病，思过半矣。且以注《内经》之误言之，其曰：达之，谓吐之，吐中有发散之义。盖凡木郁乃少阳胆经半表半里之病，多呕酸吞酸证，虽吐亦有发散之益，但谓无害耳，焉可便以吐字该①达字耶？达者，畅茂调达之义。王安道曰：肝性急，怒气逆，胠②胁或胀，火时上炎，治以苦寒辛散而不愈者，则用升发之药加以厥阴报使而从治之。又如久风入中为飧泄，及不因外风之入而清气在下为飧泄，则以轻扬之剂举而散之。凡此之类，皆达之之法也，此王氏推广达之之义甚好。火郁则发之，发之汗之也，东垣升阳散火汤是也，使势穷则止。其实，发与达不相远。盖火在木中，木郁则火郁，相因之理。达之，即所以发之，即以达之之药发之，无有不应者，但非汗之谓也。汗固能愈，然火郁于中，未有不蒸蒸汗出，须发之得其术耳。土郁夺之，谓下夺之。如中满腹胀，势甚而不能顿除者，非力轻之剂可愈，则用咸寒峻下之剂，以劫夺其势而使之平，此下夺之义也。愚意谓③：夺不止下，如胃亦土也。食塞胃中，下部有脉，上部无脉，法当吐，不吐则死。《内经》所谓高者因而越之，以吐为上夺，而衰其胃土之郁，亦无不可。东垣书引木郁于食填肺分，为金克木，何其牵强？金郁泄之，如肺气膹满，胸臆仰息，非解利肺气之剂不足以疏通之。只解表二字，足以尽泄金郁之义，不必更渗泄利小便，而渗利自在其中，况利小便是涉水郁之治法矣。独水郁折之难解，愚意然调其气四句，非总结上文也，乃为折之二字恐人不明，特说此四句以申明之耳。然，犹可也。水之郁而不通者，可调其气而愈。如经曰：膀胱者，州都之官，津液藏焉，气化则能出矣。肺为肾水上源，凡水道不通者，升举肺气，使上窍通则下窍通，若水注之法，自然之理。其过者，淫溢于四肢，四肢浮肿，如水之泛滥，须折之以其畏也。盖水之所畏者，土也。土衰不能制之，而寡于畏，故妄行。兹惟补其脾土，俾能制水，则水道自通。不利之利，即所谓泻之也。如此说，则折字与泻字，于上文接续，而折之之义益明矣。《内经》五法之注，乃出自张子和之注，非王启玄旧文，故多误。予既改释其误，又推广其义，以一法代五法，神而明之，屡获其效，故表而书之。盖东方先生木，木者生生之气，即火气。空中之火，附于木中，木郁则火亦郁于木中矣。不特

---

① 该：包括。

② 胠（qū 区）：腋下腰上的部位。

③ 意谓：以为，认为。

此也，火郁则土自郁，土郁则金亦郁，金郁则水亦郁。五行相因，自然之理。唯其相因也，予以一方治其木郁，而诸郁皆因而愈。一方者何？逍遥散是也。方中唯柴胡、薄荷二味最妙。盖人身之胆木，乃甲木少阳之气。气尚柔嫩，象草穿地，始出而未伸，此时如被寒风一郁，即萎软抑遏而不能上伸，不上伸则下克脾土而金水并病矣。唯得温风一吹，郁气即畅达。盖木喜风，风摇则舒畅，寒风则畏。温风者，所谓吹面不寒杨柳风也。木之所喜，柴胡、薄荷辛而温者。辛也，故能发散；温也，故入少阳。古人立方之妙如此。其甚者，方中加左金丸。左金丸止黄连、吴茱萸二味。黄连但治心火，加吴茱萸气燥，肝之气亦燥，同气相求，故入肝以平木。木平则不生心火，火不刑金而金能制木。不直伐木而佐金以制木，此左金之所以得名也。此又法之巧者，然犹未也。一服之后，继用六味地黄加柴胡、芍药服之以滋肾水，俾水能生木。逍遥散者，风以散之也；地黄饮者，雨以润之也。木有不得其天者乎？此法一立，木火之郁既舒，木不下克脾土，且土亦滋润，无燥熇^①之病，金水自相生。予谓一法可通五法者如此。岂惟是哉？推之大之，千之万之，其益无穷。凡寒热往来，似疟非疟，恶寒发热，呕吐吞酸嘈杂，胸痛胠痛，小腹胀闷，头晕盗汗，黄疸温疫，疝气飧泄等证，皆对证之方。推而伤风、伤寒、伤湿，除直中外，凡外感者，俱作郁看，以逍遥散加减出入，无不获效。如小柴胡汤、四逆散、羌活汤，大同小异，然不若此方之响应也。神而明之，变而通之，存乎人耳。倘一服即愈，少顷即发，或半日或一日又发，发之愈频愈甚，此必属下寒上热之假证，此方不宜复投，当改用温补之剂。如阳虚，以四君子汤加温热药；阴虚者，则以六味汤中加温热药。其甚者，尤须寒因热用，少以冷药从之，用热药冷探之法，否则拒格不入，非惟无益，而反害之。病有微甚，治有逆从，玄机之士，不须予赘。

---

① 熇：热。

绛雪丹书

血病

客有问于余曰：失血一证，危急骇人，医疗鲜效。或暴来而顷刻即逝，或暂止而终亦必亡。敢问有一定之方，可获万全之利否？余曰：是未可以执一论也，请备言之。

凡血证，先分阴阳，有阴虚，有阳虚。阳虚补阳，阴虚补阴，此直治之法，人所共知。又有真阴真阳，阳根于阴，阴根于阳。真阳虚者，从阴引阳；真阴虚者，从阳引阴。复有假阴假阳，似是而非，多以误人。此真假二字，旷世之所不讲，举世之所未闻，在杂病不可不知，在血证为尤甚也。汝知之乎？

既分阴阳，又须分三因。

风寒暑湿燥火，外因也。过食生冷，好啖炙煿，醉饱无度，外之内也。

喜怒忧思恐，内因也。劳心好色，内之内也。

跌扑闪朒①，伤重瘀蓄者，不内外因也。

既分三因，而必以吾身之阴阳为主。或阴虚而夹内外因也，或阳虚而夹内外因也。盖阴阳虚者，在我之正气虚也。三因者，在外之邪气有余也。邪之所凑，其气必虚，不治其虚，安问其余？

客问曰：吐衄血者，从下炎上之火，暑热燥火固宜有之，何得有风寒之证？曰：此六淫之气俱能伤人，暑热者十之一二，火燥者半，风寒者

---

① 闪朒：亦作"闪肭"，扭伤经络或肌肉。

半，风寒外薄则中易发火燥^①，而火燥之后卒又归于虚寒矣。

《内经》曰：岁火太过，炎暑流行，肺金受刑，民病血溢血泄。又曰：少阳之复，火气内发，血溢血泄，是火气能使人失血也。而又云：太阳司天，寒淫所胜，血变于中，民病呕血、血泄、衄衊、善悲。又太阳在泉，寒淫所胜，民病血见，是寒气能使人失血也。又云：太阴在泉，湿淫所胜，民病血见，是湿气使人失血也。又云：少阴司天之政，水火寒热持于气交，热病生于上，冷病生于下，寒热凌犯^②，能使人失血者也。太阴司天之政，初之气，风湿相薄，民病血溢，是风湿相搏血溢也。又云：岁金太过，燥气流行，民病反侧咳逆，甚而血溢，是燥气亦能使人血溢也。六气俱能使人血溢，何独火乎？况火有阴火、阳火之不同，日月之火与灯烛之火不同，炉中之火与龙雷之火不同。又有五志过极之火：惊而动血者，火起于心；怒而动血者，火起于肝；忧而动血者，火起于肺；思而动血者，火起于脾；劳而动血者，火起于肾。能明乎火之一字，而于血之理，思过半矣。

刘河间先生，特以五运六气暑火立论，故专用寒凉以治火，而后人宗之。不知河间之论，但欲与仲景《伤寒论》对讲，各发其所未发之旨耳，非通论种种不同之火也。自东垣先生出，而论脾胃之火必须温养，始禁用寒凉；自丹溪先生出，而立阴虚火动之论，亦发前人所未发。可惜大补阴丸、补阴丸二丸中，俱以黄柏、知母为君，而寒凉之弊又盛行矣。嗟乎！丹溪之书不息，岐黄之道不著。余特撰阴阳五行之论，以申明火不可以水灭，药不可以寒攻也。

六淫中虽俱能病血，其中独寒气致病者居多。何也？盖寒伤荣，风伤卫，自然之理。又太阳寒水、少阴肾水，俱易以感寒。一有所感，皮毛先入。肺主皮毛，水冷金寒，肺经先受。血亦水也，故经中之水与血，一得寒气，皆凝滞而不行。咳嗽带痰而出，问其人必恶寒，切其脉必紧。视其血中间，必有或紫或黑数点，此皆寒淫之验也。医者不详审其证，便以为

---

① 风寒外薄则中易发火燥：此句原无，据吕本补。
② 寒热凌犯：张本此后有"而争于中，民病血溢血泄，是寒热临犯"。

阴虚火动，而概用滋阴降火之剂，病日深而死日迫矣。余尝用麻黄桂枝汤而愈者数人，皆一服得微汗而愈。盖汗与血一物也，夺血者无汗，夺汗者无血。余读《兰室秘藏》而得此意，因备记以广其传。

一贫者，冬天居大室中，卧大热炕，得吐血，求治于余。余料此病大虚弱而有火，热在内，上气不足，阳气外虚。当补表之阳气，泻其里之虚热，是其法也。冬天居大室，衣盖单薄，是重虚其阳。表有大寒壅遏，里热火邪不得舒伸，故血出于口。忆张仲景所著《伤寒论》中一证，太阳伤寒当以麻黄汤发汗而不与，遂成衄血，却以麻黄汤立愈。

独有伤暑吐衄者，可用河间法。必审其证，面垢、口渴喜饮、干呕、腹痛或不痛、发热或不发热、其脉必虚、大汗出者，黄连解毒汤主之，甚者白虎汤。

《金匮方》云：心气不足，吐血衄血者，泻心汤主之。大黄二两，黄连、黄芩各一两，水三升，煮取一升，顿服之。此正谓手少阴心经之阴气不足，本经之阳火亢甚无所辅，肺肝俱受其火而病作，以致阴血妄行而飞越。故用大黄泻去亢甚之火，黄芩救肺，黄连救肝，使之和平，则阴血自复而归经矣。

愚按：暑伤心，心气既虚，暑气故承而入之。心主血，故吐衄。心既虚而不能主血，恐不宜过用寒凉以泻心，须以清暑益气汤中加丹皮、生地兼犀角地黄治之。盖暑伤心亦伤气，其人必无气以动，脉必虚，以参芪助气，使气能摄血，斯无弊也。

客问曰：既云须分阴阳，则吐衄血者阴血受病，以四物汤补血是矣，参芪补气，奚为用之而复有谓阳虚补阳之说，何耶？曰：子正溺于世俗之浅见也。自王节斋制《本草集要》有云：阴虚吐血者忌人参，服之则阳愈旺而阴愈消，过服人参者死。自节斋一言，而世之受病治病者，无问阳虚阴虚而并弃之若砒毒矣。冤哉！冤哉！盖天地间之理，阳统乎阴，血随乎气，故治血必先理气，血脱必先益气，古人之妙用也。

凡内伤暴吐血不止，或劳力过度，其血妄行，出如涌泉，口鼻皆流，须臾不救即死。急用人参一两或二两为细末，入飞罗面^①一钱，新汲水^②调如稀糊，不拘时啜服，或用独参汤亦可。古方纯用补气，不入血药，何也？盖有形之血不能速生，无形之气所当急固，无形自能生有形也。若有真阴失守，虚阳泛上，亦大吐血，又须八味地黄汤固其真阴以引火归原，正不宜用人参。及火既引之而归矣，人参又所不禁。阴阳不可不辨，而先后之分，神而明之，存乎人耳。

凡失血之后，必大发热，名曰血虚发热。古方立当归补血汤，用黄芪一两，当归六钱，名曰补血而以黄芪为主，阳旺能生阴血也。如丹溪于产后发热用参、芪、归、芎，黑姜以佐之。或问曰：干姜辛热，何以用之？曰：姜味辛，能引血药入气分而生新血。神而明之。不明此理，见其大热，六脉洪大，而误用发散之剂，或以其象白虎汤证，而误用白虎，立见危殆。慎之哉！

客又问曰：阳能统阴，闻命矣；伤寒吐血，亦闻命矣。然除伤寒外，或者寒凉之药不能不少加一二，以杀其火势^③。至于辛热之品，以火济火，恐一入口而直冲不止，奈何？宁和平守中，以免谤怨，何如？若丹溪产后用干姜者，为有恶露凝留，故用之以化其瘀，未必可为典要也。余见先生治血证，不惟不用寒凉，而反常用大辛热之药，屡以奏功，不已霸^④乎！曰：子之言，不读古书，不穷至理，不图活人之命者也。试简^⑤古人已验之名言以示之。

《金匮方》云：吐血不止，柏叶汤主之。柏叶、干姜各二^⑥两，艾三把，以水五升，取马通^⑦一升，合煮取一升，分温再服。

凡吐血不已，则气血皆虚，虚则生寒，是故用柏叶。柏叶生而西向，乃禀兑金之气而生，可制肝木。木主升，金主降，取其升降相配，夫妇之

---

① 飞罗面：指磨面时飞落下来混有尘土的面。

② 新汲水：刚打的井水。

③ 势：吕本作“气”。

④ 已霸：这里有太不可思议的意思。已，太。

⑤ 简：张本作“检”。

⑥ 二：《金匮要略》原文为“三”。

⑦ 马通：即马粪。

道和，则血得以归藏于肝矣，故用是为君。干姜性热，炒黑则止而不走，用补虚寒之血；艾叶之温，能入内而不炎于上，可使阴阳之气反归于里以补其寒，用二味为佐。取马通者为血生于心，心属午，于是用午兽之通，主降火消停血，引领而行为使。仲景治吐血准绳，可以触类而长之。

《仁斋直指》云：血遇热则宣流，故止血多用凉药。然亦有气虚夹寒，阴阳不相为守，荣气虚散，血亦错行，所谓阳虚阴必走耳，外必有虚冷之状，法当温中，使血自归于经络，可用理中汤加南木香，或干姜甘草汤，其效甚著。又有饮食伤胃，或胃虚不能传化，其气逆上，亦能吐衄，木香理中汤、甘草干姜汤。出血诸证，每以胃药收功。

曹氏《必用方》：吐血须煎干姜甘草作汤与服，或四物理中汤亦可，如此无不愈者。若服生地黄、藕汁、竹茹，去生便远。

《三因方》云：理中汤能止伤胃吐血，以其方最理中脘，分别阴阳，安定气血。按：患人果身受寒气，口受冷物，邪入血分，血得冷而凝，不归经络而妄行者，其血必黑黯，其色必白而夭，其脉必微迟，其身必清凉，不用姜桂而用凉血之剂，殆矣！临病之工，宜详审焉。

《褚氏遗书》云：喉有窍，咳血伤①人；肠有窍，便血杀人。便血犹可治，咳血不易医。饮溲溺百不一死，服寒凉百不一生。血虽阴类，运之者其阳和乎？玩阳和二字，褚氏深达阴阳之妙者矣。

海藏云：胸中聚集之残火，腹里积久之太阴，上下隔绝，脉络部分阴阳不通，用苦热以定于中，使辛热以行于外，升以甘温，降以辛润，化严肃为春温，变凛冽为和气，汗而愈也。然余毒土苴②犹有存者，周身阳和尚未泰然。胸中微燥而思凉饮，因食冷物、服凉剂，阳气复消，余阴再作，脉退而小、弦细而迟。激而为衄血、吐血者有之，心肺受邪也；下而为便血、溺血者有之，肾肝受邪也。三焦出血，色紫不鲜，此重沓寒湿化毒，凝泣水谷道路，浸溃而成。若见血证，不详本末，便用凉折，变乃生矣。

---

① 伤：张本作"杀"。

② 土苴：渣滓，糟粕。比喻微贱的东西，此指残留的病邪。

客又问曰：吐血可用辛热，为扶阳抑阴，始闻命矣。然复有真阴真阳之说，可得闻乎？答曰：世之言阴阳者，气血尽之矣。岂知火为阳气之根，水为阴血之根乎？吾所谓水与火者，又非心与肾之谓。人身五行之外，另有一无形之火、无形之水，流行于五脏六腑之间，惟其无形，故人莫得而知之。试观之天，日为火之精，故气随之；月为水之精，故潮随之。如星家看五行者，必以太阳、太阴为主。然此无形之水火，又有一太极为之主宰，则又微乎微矣。此天地之正气，而人得以生者，是立命之门，谓之元神。无形之火谓之元气，无形之水谓之元精，俱寄于两肾中间，故曰五脏之中，惟肾为真。此真水真火、真阴真阳之说也。

又问曰：真阴真阳，与血何干乎？曰：子但知血之为血，而不知血之为水也。人身涕、唾、津、液、痰、汗、便、溺，皆水也。独血之水，随火而行，故其色独红。肾中之真水干，则真火炎，血亦随火而沸腾矣；肾中之真火衰，则真水盛，血亦无附而泛上矣。惟水火奠其位，而气血各顺布焉，故以真阴真阳为要也。

又问曰：既是火之为害，正宜以水治之。而先生独曰火不可水灭，反欲用辛热，何耶？曰：子但知火之为火，而不知火有不同也。有天上之火，如暑月伤暑之病是也，方可以井水沃之，可以寒凉折之。若炉中之火，得水则灭。在人身即脾胃之火，脾胃之中无火，将以何者蒸腐水谷，而分温四体耶？至于相火者，龙雷之火，水中之火也。龙雷之火，得雨而益炽，惟太阳一照，而龙雷自息。及秋冬阳气伏藏，而雷始收声，龙归大海矣。此火不可水灭，而用辛热之义也。当今方书亦知龙雷之火不可水灭，不可直折，但其注皆曰黄柏、知母之类是也。若是依旧，是水灭直折矣。误天下苍生者，此言也。哀哉！

又问曰：黄柏、知母既所禁用，治之将何如？若与前所论理中、温中无异法，何必分真阴真阳乎？曰：温中者，理中焦也，非下焦也。此系下焦两肾中先天之真气，与心肺脾胃后天有形之体毫不相干。且干姜、甘草、当归等药俱入不到肾经，惟仲景八味肾气丸斯为对证。肾中一水一火，地黄壮水之主，桂、附益火之源，水火既济之道。盖阴虚火动者，若肾中寒冷，龙宫无可安之穴宅，不得已而游行于上，故血亦随火而妄行。

今用桂、附二味纯阳之火，加于六味纯阴水中，使肾中温暖，如冬月一阳来复于水土之中，龙雷之火自然归就于原宅。不用寒凉而火自降，不必止血而血自安矣。若阴中水干而火炎者，去桂附而纯用六味，以补水配火，血亦自安，亦不必去火。总之保火为主，此仲景二千余年之玄秘，岂后人可能笔削一字哉！

客又问曰：假寒假热之说何如？曰：此真病之状，惑者误以为假也。经曰：少阴司天之政，水火寒热持于气交。热病生于上，冷病生于下，寒热凌犯而争于中，民病血溢血泄。《内经》盖指人之脏腑而言。言少阴司天者，肾经也。凡肾经吐血者，俱是下寒上热，阴盛于下，逼阳于上之假证，世人不识而为其所误者多矣。吾独窥其微，而以假寒治之，所谓假对假也。但此证有二：有一等少阴伤寒之证，寒气自下肾经，而感小腹痛或不痛，或呕或不呕，面赤口渴不能饮水，胸中烦躁。此作少阴经外感伤寒看，须用仲景白通汤之法治之，一服即愈，不再作。又有一等真阴失守，命门火衰，火不归原，水盛而逼其浮游之火于上，上焦咳嗽气喘，恶热面红，呕吐痰涎出血，此系假阳之证，须用八味地黄引火归原。兹二方俱用大热之药，倘有方无法，则上焦烦热正甚，复以热药投之，入口即吐矣。须以水探冷，假寒驱之。下嗌之后，冷性既除，热性始发，因而呕哕皆除。此加人尿、猪胆汁于白通汤，下以通拒格之寒也。用八味汤者，亦复如是。倘一服寒凉，顷刻立死[1]。慎之哉！

客曰：真假之说，至矣精矣。吾何以辨其为假而识之耶？又何以识其为伤寒与肾虚而辨之耶？曰：此未可以易言也。将欲望而知之，是但可以神遇，而不可以目遇也；将欲闻而知之，是可以气听，而不可以心符也；将欲问而知之，可以意会，而不可以言传也；将欲切而知之，得之心而应之手，巧则在其人，父不能传之子也。若必欲言之，姑妄言乎？余辨之舌耳，凡有实热者，舌苔必燥而焦，甚则黑；假热者，舌虽有白苔而必滑，口虽渴而不能饮水，饮水不过一二口，甚者少顷亦吐出，面虽赤而色必娇嫩，身作躁而欲坐卧于泥水中，此为辨也。伤寒者，寒从下受之，女人多

---

① 死：诸本皆作"化"，据文义改。

有此证，大小便闭，一剂即愈，此暴病也；阴虚者，大小便俱利，吐痰必多，此阴虚火衰之极，不能以一二药愈，男女俱有之，纵使引得火归，又须以参芪补阳兼补阴，岁月调理，倘不节欲，终亦必亡而已。余所传如此，此不过糟粕耳。所望于吾子者，得意而忘言，斯得之矣。

凡治血证，前后调理，须按三经用药。心主血，脾裹血，肝藏血，归脾汤一方，三经之方也。远志、枣仁，补肝以生心火；茯神，补心以生脾土；参、芪、甘草，补脾以固肺气；木香者，香先入脾。总欲使血归于脾，故曰归脾者。有郁怒伤脾、思虑伤脾者尤宜。火旺者，加山栀、丹皮；火衰者，加丹皮、肉桂。又有八味丸，以培先天之根，治无余法矣。

薛立斋遇星士张东谷谈命时，出中庭，吐血一二口。云：久有此证，遇劳即发。余意：此劳伤肺气，其血必散。视之果然。与补中益气汤，加门冬、五味、山药、熟地、茯神、远志，服之而愈。翌早请见，云：服四物黄连山栀之类，血益多而倦益甚。得公一匙，吐血顿止，精神如故，何也？余曰：脾统血，肺主气，此劳伤脾肺，致血妄行，故用前药健脾肺之气，而嘘血归原耳。

一男子咳嗽吐血，热渴痰盛，盗汗遗精，用六味地黄料加门冬、五味治之愈。后因劳怒，忽吐紫血块，先用花蕊石散化其紫血，又用独参汤渐愈。后劳则咳血一二口，脾肺肾三脉皆洪数，用归脾汤、六味丸而痊愈。

一童子年十四，发热吐血。余谓：宜补中益气，以滋化源。不信。用寒凉降火，愈甚。始谓余曰：童子未室①，何肾虚之有②？参、芪用之奚为？余述丹溪云：肾主闭藏，肝主疏泄，二脏俱有相火。而其系上属于心，为物所感，则易于动。心动，则相火翕然而起，虽不交会，其精已暗耗。又褚氏《精血篇》云：男子精未满而御女③以通其精，则五脏有不满之处，异日必有难状之疾。遂与补中益气、六味地黄而瘥。

愚谓：童子之证，须看先天父母之气，而母气为尤重。凡惊风、痘

---

① 未室：未婚。

② 何肾虚之有：此前仅言补中益气，后但曰参芪之用，为何发"肾虚"之问？读者当结合下文"心动"思淫而暗耗肾精来理解。

③ 御女：谓男子与女子交合。

疹、肾虚发热，俱以母气为主。如母有火者，其子必有火；母脾虚者，子必多脾病；母火衰者，子必从幼有肾虚证。如齿迟、语迟、行迟、囟门开大、肾疳等证，皆先天不足，从幼填补，亦有可复之天，不必如上所言暗泄，方有血证。

客问曰：吐血、衄血，同是上炎之火，一出于口，一出于鼻，何也？

东垣云：衄血出于肺，从鼻中出也；呕血出于胃，吐出成碗成盆也；咯唾血者出于肾，血如红缕在痰中唾中，咳咯而出也；痰涎血者出于脾，涎唾中有少血散漫而出也。

东垣论虽如此，然肺不特衄血，亦能咳血唾血；不特胃^①呕血，肝亦呕血。盖肺主气，肝藏血。肝血不藏，乱气自两胁中逆而出之。然总之是肾水随相火炎上之血也。肾主水，水化液为痰为唾为血。肾脉上入肺、循喉咙、夹舌本，其支者从肺出，络心注胸中，故病则俱病也。但衄血出于经，衄行清道；吐血出于胃，吐行浊道。喉与咽二管不同也。盖经者走经之血，走而不守，随气而行。火气急，故随经直犯清道而出于鼻。其不出于鼻者，则为咳咯，从肺窍而出于咽也。胃者守营之血，守而不走，存于胃中。胃气虚不能摄血，故令人呕吐，从喉而出于口也。今人一见吐衄，便以犀角地黄为必用之药，然耶？否耶？曰：犀角地黄乃是衄血之的方，若阴虚火动吐血与咳咯者，可以借用成功；若阳虚劳力及脾胃虚者，俱不宜。盖犀水兽也，焚犀可以分水，可以通天。鼻衄之血，从任督而至颠顶，入鼻中。惟犀角能下入肾水，由肾脉而上引。地黄滋阴之品，故为对证。今方书中所载云：如无犀角，以升麻代之。犀角、升麻，气味形性迥不相同，何以代之？曰：此又有说焉。盖缘任冲二脉，附阳明胃经之脉，亦入鼻中。火郁于阳明而不得泄，因成衄者，故升麻可代。升麻阳明药，非阳明经衄者不可代。衄亦有阳^②虚火衰者，其血必点滴不成流，须用壮火之剂，不可概用犀角。有伤寒病五六日，但头汗出，身无汗，剂^③颈而

---

① 不特胃：原作"胃不特"，诸本同，据文理改。

② 阳：原作"阴"，诸本同，据本句后"须用壮火之剂，不可概用犀角"之医理改。

③ 剂：原作"际"，诸本同，据《伤寒论》改。

还，小便自利，渴饮水浆，此瘀血证也，宜犀角地黄汤、桃仁承气汤。看上下虚实，用犀角地黄汤治上，桃仁承气汤治中，抵当汤丸治下也。

有血从齿缝中或牙龈中出，名曰齿衄，亦系阳明、少阴二经之证。盖肾主骨，齿者骨之标，其龈则属胃土。又上齿止而不动属土，下齿动而不止属水。凡阳明病者，口臭不可近，根肉腐烂，痛不可忍，血出或如涌而齿不动摇。其人必好饮，或多啖炙煿、肥甘、豢养所致。内服清胃汤，外敷石膏散，甚者服调胃承气汤，下黑粪而愈。或有胸①虚热者，以补中益气加丹皮、黄连亦得。少阴病者，口不臭，但浮动，或脱落出血，或缝中痛而出血，或不痛，此火乘水虚而出，服安肾丸而愈。余尝②以水虚有火者用六味加骨碎补，无火者八味加骨碎补，随手而应，外以雄鼠骨散敷之，齿动复固。又有齿痛连脑者，此系少阴伤寒，用麻黄附子细辛汤，不可不知。又小儿疳证，出血、口臭、肉烂者，芦荟丸主之。

有怒气伤肝而成吐衄者，其人必唇青、面青、脉弦，须用柴胡栀子清肝散。

有郁气伤脾者，须用归脾汤加丹皮、山栀。推而广之，世人因郁而致血病者多，凡郁皆肝病也。木中有火，郁甚则火不得舒、血不得藏而妄行。但郁之一字，不但怒为郁、忧为郁，怒与忧固其一也。若其人素有阴虚火证，外为风寒暑湿所感，皮毛闭塞即为郁，郁则火不得泄，血随火而妄行。郁于经络则从鼻而出，郁于胃脘则从吐而出。凡系郁者，其脉必涩，其人必恶风恶寒。不知者，便以为虚而温补之，误矣。须视其面色必滞，必喜呕，或口苦，或口酸，审有如是证，必当舒散其郁为主，木郁则达之，火郁则发之是也。其方惟逍遥散为的药，外加丹皮、茱、连，随手而应。血止后，若不用六味地黄以滋其阴，翌日必发。余于五郁论中，言之详矣。

有饮酒过多，伤胃而吐血。从吐后出者，以葛花解酲汤加丹皮，倍黄连，使之上下分消，酒病愈，血亦愈矣；有过啖炙煿辛热等物而得者，上

---

① 胸：吕本作"胃"，义胜。
② 尝：张本作"常"。

焦壅热，胸腹满痛，血出紫黑成块者，可用桃仁承气汤，从大便导之，此釜底抽薪之法。

以上二证，虽属内伤，犹作有余之证，可用前法。

有妇人发热，经水适来适止，谵语昼轻夜重如见鬼，小便利或不禁，此名热入血室，须用小柴胡汤加红花、生地、丹皮、官桂、归尾破血之剂。详见伤寒门。

有坠车坠马、跌扑损折、失血瘀蓄、肿痛发热者，先以桃仁、大黄、川芎、当归、赤芍、丹皮、红花行血破瘀之剂折其锐气，而后区别治之以和血消毒之药。张子和尝以通经散、神祐丸大下数十行，病去如扫，不致有癃残跛躄之患。又尝以此法治杖疮痛肿、发热绝者，十余行而肿退热消。真不虚语也。

有产后恶露未尽、儿枕作痛者，须用桃仁、红花、当归、川芎、赤芍、丹皮等行血破血之药，加姜、桂辛热以行其瘀。又有虚痛无瘀血者，当另行温补，不可概用破血之剂。且以今时之弊言之。夫人之吐衄，非阴虚则阳虚，余备言矣。今人一见血证，以为阴虚者，血虚也，舍四物何法乎？火动者，热也，非芩、连、栀、柏何药乎？咳嗽者，火也，非紫菀、百部、知母、贝母何物乎？丹溪、节斋俱有明训，岂能外之？谁知阴虚之证，大抵上热下寒者多，始而以寒凉进之，上焦非不爽快，医者病者无不以为道在是矣。稍久则食减，又以为食不化，加神曲、山楂；再久而热愈盛，痰嗽愈多，烦躁愈甚，又以药力欠到，寒凉增进，而泄泻腹胀之证作矣，乃以枳壳、大腹皮宽中快气之品进矣。至此不毙，将待何时？是故咳嗽吐血，时时发热，未必成瘵也，服四物、黄柏、知母之类不已，则瘵成矣；胸满膨胀，悒悒不快，未必成胀也，服山楂、神曲之药不已，则胀成矣；面浮胕肿，小便秘涩，未必成水也，服渗利之药不已，则水成矣；气滞膈塞，未必成噎也，服青皮、枳壳宽快之药不已，则噎成矣。成则不可服药及玷①于危，乃曰病犯条款，虽对证之药，无可奈何也。

---

① 玷（diàn 店）：临近边缘，一般指险境而言。

附方

中风

三生饮方

生南星一两　生川乌半两，去皮　生附子半两，去皮　木香二钱

每用共一两，加人参一两煎。

河间地黄饮子方

熟地　巴戟去心　山茱萸肉　肉苁蓉酒浸　附子　石斛　五味　茯苓
石菖蒲　远志去心　官桂　麦门冬去心

各等分，每服五钱。入薄荷少许，姜、枣煎服。

易老天麻丸方

天麻六两，酒浸，三日焙干，除风　牛膝六两，酒浸，三日焙干，强筋
玄参六两，枢机管[①]领　杜仲七两，使筋骨相着　萆薢六两[②]，壮筋骨　当归
二十两，和养血脉　附子一两，炮过，行诸经中之血　羌活十两，去骨间风
生怀地黄一斤，益真阴

诸书所载名曰愈风丹，与此方相合。治诸风肢体麻木，手足不遂
等证。但愈风丹无附子，加肉桂三两、怀地黄一斤，其余品数、分两俱
一般。

考补小续命汤

麻黄　人参　黄芩　白芍　防己　桂枝　川芎　防风　甘草　附子
杏仁　石膏　当归

本方无附子、防风、防己。

厥

六味附子汤

附子　肉桂　防己各四钱　白术　茯苓各三钱　炙甘草二钱

---

① 管：张本作"骨"，存疑。
② 两：张本此后有"另为末"三字。

蒲黄汤

蒲黄一两，炒褐色　清酒十大盏，热沃之

温服。

二十四味流气饮

丁香　肉桂　草果　麦冬　赤茯苓　木通　槟榔　枳壳　厚朴　木
瓜　大腹皮　青皮　陈皮　木香　人参　白术　蓬莪术　甘草　紫苏　香
附　菖蒲

乌梅丸

乌梅三十个，去核　人参　细辛　香附　附子炮　桂枝洗净，炮。各
六钱　黄连一两六钱，炒　干姜一两，炮　当归酒浸　蜀椒去目及闭口者。
各四钱

共为丸，理中汤下。

八味顺气散

白芷　台乌　青皮　陈皮　白术　人参　茯苓　甘草

伤寒

桂枝汤

治太阳经伤风，发热，自汗，恶风。

桂枝　芍药　甘草

麻黄汤

治太阳经伤寒，发热，无汗，恶寒。

麻黄　桂枝　甘草　杏仁

小柴胡汤

治少阳胆经耳聋，胁痛，寒热往来，口苦。

柴胡　黄芩　甘草

大柴胡汤

表证未除，而里证又急，汗下兼行。

柴胡　黄芩　芍药　半夏　人参　大黄　枳实

白虎汤

治身热，大渴而有汗，脉洪大者。如无渴者，不可用此药，为大忌。倘是阴虚发热，服之者死。若五六月暑病者，必用此方，又当审其虚实。

石膏　知母　甘草　人参　竹叶　糯米

调胃承气汤

治太阳阳明，不恶寒反恶热，大便秘结而呕，日晡潮热者。阳明有二证，在经则解肌，入腑则攻下。

大黄　甘草　芒硝

小承气汤

六七日不大便，腹胀满闷，病在太阴，无表证，汗后不恶寒，潮热狂言而喘者。

大黄　厚朴　枳实

大承气汤

治阳明、太阴谵语，五六日不大便，腹满烦渴，并少阴舌干口燥，日晡发热，脉沉实者。

大黄　厚朴　枳实　芒硝

桃仁承气汤

治外证已解，小腹急，大便黑，小便利，为瘀血证。

四逆散

治阳气亢极，血脉不通。四肢厥逆在臂胫之下，若阴证则上过乎肘，下过乎膝，以此为辨也。

柴胡　芍药　甘草　枳实

理中汤

治即病太阴，自利不渴，寒多而腹痛等证。

人参　甘草　干姜　白术

加附子，即为附子理中汤。

真武汤

茯苓　芍药　生姜　附子　白术

四逆汤

附子　干姜　甘草

术附汤

白术　甘草　附子

姜附汤

干姜　附子

回阳返本汤

此方治阴盛格阳、阴极发燥，渴而面赤，欲坐卧泥水中，脉来无力，或脉全无欲绝者。

熟附　干姜　甘草　人参　五味　黄连　腊茶

面戴阳者，下虚也，加连须葱白七茎，用澄清泥浆水煎。临服须以冷水探冷，入猪胆汁、人尿各一匙服。无脉者，脉渐出者生，暴出者死。

生地黄连汤

生地　川芎　当归　栀子　黄连　黄芩　芍药　防风

温

阳毒升麻汤

升麻半两　当归　蜀椒　雄黄　桂枝各一两

每服五钱，水一钟半，煎一盏，温服。复手足取汗，得吐亦佳。

阴毒甘草汤

甘草　升麻各半两　当归　川椒　鳖甲各一两

每服五钱，水一盏半，煎一盏服。

此二方，与《伤寒论》阳毒阴毒特异之，故记之。是感天地疫疠非常之气，遍家传染，所谓时疫证者是也。

郁

古方逍遥散

柴胡　薄荷　当归　芍药　陈皮　甘草　白术　茯神

加味者，加丹皮、山栀。予以山栀屈曲下行泄水，改用茱萸、炒黄连。

血

麻黄桂枝汤

人参益上焦元气不足而实其表也　麦门冬保肺气。各三分　桂枝辛甘，发散寒气　当归和血养血。各五分　麻黄去根沫，主发散寒气　甘草味甘，发散寒气　黄芪实表益卫　白芍药以上各一钱　五味子五个，安其脉气

上以水三盏，先煮麻黄一味，令沸，去沫，至二盏，入余药同煎至一盏，去渣热服。只一服而愈，不再作。

先天要论上

八味丸[①]

八味丸

治命门火衰，不能生土，以致脾胃虚寒，饮食少思，大便不实。或下元衰惫，脐腹疼痛，夜多溲溺等证。

熟地黄八两，用真生怀庆酒洗净，浸一宿，柳木甑砂锅上蒸半日，晒干，再蒸再晒，九次为度，临用捣膏　山药四两　山茱萸肉四两　丹皮三两　白茯苓三两　泽泻三两　肉桂一两　附子一两

制附子法：附子重一两三四钱，有莲花瓣、头圆底平者佳。备童便五六碗，浸五七日，候透润，揭皮切作四块，仍浸三四日，用粗纸数层包之，浸湿煨灰火中。取出切片，检视有白星者，仍用新瓦上炙热，至无星为度。如急欲用，即切大片，用童便煮三四沸，热瓦上炮熟用之。

八味丸乃张仲景所制之方也。《圣惠》云：能伐肾邪，皆君主之药，宜加减用。加减不依易老亦不效。今人有加人参者，人参乃是脾经药，到不得肾经。有加黄柏、知母者，有欲减泽泻者，皆不知立方本意也。

六味加五味子名曰都气丸，述类象形之意也。

钱氏减桂附名曰六味地黄丸，以治小儿。以小儿纯阳，故减桂附。

杨氏云：常服去附子加五味，名曰加减八味丸。

丹溪有三一肾气丸，独此方不可用。

---

① 八味丸：原缺，据目录补。

仲景有金匮肾气丸。

益阴地黄丸治目病火衰者

济阴地黄丸治目病有火者

二方见《原机启微》。易老云：八味丸治脉耗而虚，西北二方之剂也。金弱木胜，水少火亏，或脉鼓按之有力，服之亦效。何也？答曰：诸紧为寒，火亏也，为内虚水少，为木胜金弱，故服之亦效。

张仲景八味丸用泽泻论出《东垣十书》

张仲景八味丸用泽泻，寇宗奭《本草衍义》云：不过接引桂附等归就肾经，别无他意。王海藏韪①之。愚谓八味丸，以地黄为君而以余药佐之，非止为补血之剂，盖兼补气也。若专为补肾而入肾经，则地黄、山茱萸、白茯苓、牡丹皮，皆肾经之药，固不待夫泽泻之接引而后至也。其附子乃右命门之药，浮、中、沉，无所不至，又谓通行诸经引用药。官桂能补下焦相火不足，是亦右肾命门药也。然则桂附，亦不待夫泽泻之接引而后至矣。且泽泻虽曰咸以泻肾，乃泻肾邪，非泻肾之本也。故五苓散用泽泻者，讵非泻肾邪乎？白茯苓亦伐肾邪，即所以补正耳。是则八味丸之用泽泻者，非为接引诸药泻肾邪，盖取其养五脏，益气力，起阴气，补虚损、五劳之功，寇氏又何疑耶？且泽泻固能泻肾，然从于诸补药之中，虽欲泻之，而力莫能施矣。其妙为何如？

余所以谆谆于此方者，盖深知仲景为立方之祖，的认此方为治肾之要，毫不敢私意增减。今人或以脾胃药杂之，或以寒凉加之，皆不知立方之本意也。余特将仲景立意之奥旨，阐发于各条门下。

水火论②

坎，乾水也，气也，即小而井，大而海也。兑，坤水也，形也，即微而露，大而雨也。一阳陷于二阴为坎，坎以水气潜行地中，为万物受命根本。故曰：润万物者，莫润乎水。一阴上彻于二阳为兑，兑以有形之水普

---

① 韪：是，对。引申为同意。
② 水火论：原作"论水火"，据目录改。

施于万物之上，为资生之利泽。故曰：说①万物者，莫说乎泽。明此二水，可以悟治火之道矣。心火者，有形之火也。相火者，无形之火也。无形之火内燥热而津液枯，以五行有形之兑水制之者，权也。吾身自有上池真水②，气也，无形者也。以无形之水沃无形之火，当而可久者也。是为真水真火，升降既宜，而成③既济矣。

医家不悟先天太极之真体，不穷无形水火之妙用，而不能用六味、八味之神剂者，其于医理，尚欠大半。

陈希夷《正易消息》曰：坎乾，水也，气也。一阳陷于二阴为坎，坎以水气潜行地中，为万物受命根本。故曰：润万物者，莫润乎水。盖润液也，气之液也。《月令》于仲秋乃云：杀气浸盛，阳气日衰，水始涸。是水之涸，地之死也。于仲冬乃云：水泉动，然而是月一阳生。是水之动，地之生也。由斯而观，不过欲人脱死地而求生地。凡举动先自潜固根本以待，后乃能万应而万举万胜，明其理也。

六味丸一名地黄丸

治肾虚作渴，小便淋秘，气壅痰涎，头目眩晕，眼花耳聋，咽燥，舌痛齿痛，腰腿痿软等证，及肾虚发热，自汗盗汗，便血诸血，失音。水泛为痰之圣药，血虚发热之神剂。又治肾阴虚弱，津液不降，败浊为痰，或致咳逆。又治小便不禁，收精气之虚脱。为养气滋肾，制火导水，使机关利而脾土健实。

熟地黄八两，杵膏　山茱萸肉　山药各四两　牡丹皮　白茯苓　泽泻各三两

上为细末，和地黄膏，加炼蜜，丸桐子大，每服七八十丸，空心，食前滚盐汤下。凡服须空腹，服毕少时，便以美膳压之，使不得停留胃中，直至下元，以泻冲逆也。

---

① 说：悦。

② 上池真水：即未沾及地面的水。

③ 成：吕本作"水火"，义胜。

六味丸说

肾虚不能制火者，此方主之。肾中非独水也，命门之火并焉。肾不虚，则水足以制火；虚则火无所制，而热证生矣，名之曰阴虚火动。河间氏所谓肾虚则热是也。今人足心热、阴股热、腰脊痛，率是此证，乃咳血之渐也。熟地黄、山茱萸，味厚者也。经曰：味厚为阴中之阴。故能滋少阴补肾水。泽泻味咸，咸先入肾。地黄、山药、泽泻，皆润物也，肾恶燥，须此润之。此方所补之水，无形之水，物之润者亦无形，故用之。丹皮者，牡丹之根皮也。丹者南方之火色，牡而非牝属阳，味苦辛，故入肾而敛阴火，益少阴，平虚热。茯苓，味甘而淡者也，甘从土化，土能防水，淡能渗泄，故用之以制水脏之邪，且益脾胃而培万物之母。壮水之主，以镇阳光，即此药也。

八味丸说

君子观象于坎，而知肾中具水火之道焉。夫一阳居于二阴为坎，此人生与天地相似也。今人入房盛而阳事易举者，阴虚火动也；阳事先痿者，命门火衰也。真水竭则隆冬不寒，真火息则盛夏不热。是方也，熟地、山萸、丹皮、泽泻、山药、茯苓，皆濡润之品，所以能壮水之主。肉桂、附子，辛润之物，能于水中补火，所以益火之源。水火得其养，则肾气复其天矣。益火之源，以消阴翳，即此方也。盖益脾胃而培万物之母，其利溥矣。

滋阴降火论

节斋云：人之一身，阴常不足，阳常有余。况节欲者少，纵欲者多。精血既亏，相火必旺。火旺则阴愈消，而痨瘵、咳嗽、咯血、吐血等证作矣。故宜常补其阴，使阴与阳齐，则水能制火，而水升火降，斯无病矣。故丹溪先生发明补阴之说，谓专补左尺肾水也。古方滋补药，皆兼补右尺相火，不知左尺原虚，右尺原旺。若左右平补，依旧火胜于水，只补其左制其右，庶得水火相平也。右尺相火，固不可衰。若果相火衰者，方宜补火。但世之人火旺致病者，十之八九，火衰成病者，百无一二。且少年肾水正旺，似不必补，然欲心正炽，妄用太过。至于中年，欲心虽减，然少年斫丧^①既多，焉得复实？及至老年，天真渐绝，只有孤阳。故补阴之药，自少至老，不可缺也。节斋先生发明先圣之旨，以正千载之讹，其功盛哉！但水衰者固多，火衰者亦不少。先天禀赋若薄者，虽童子尚有火衰之证，焉可独补水哉？况补阴丸中，以黄柏、知母为君，天、麦门冬为佐。盖黄柏苦寒泄水，天门寒冷损胃，服之者，不惟不能补水，而且有损于肾。故滋阴降火者，乃谓滋其阴则火自降，当串讲，不必降火也。然二尺各有阴阳水火互相生化，当于二脏中各分阴阳虚实，求其所属而平之。若左尺脉虚弱而细数者，左肾之真阴不足也，用六味丸；右尺脉迟软，或沉细而数欲绝者，是命门之相火不足也，用八味丸；至于两尺微弱，是阴阳俱虚，用十补丸。此皆滋其先天之化源，实万世无穷之利。自世之补阴者，率用黄柏、知母，反戕脾胃，多致不起，不能无遗憾于世，予特表而出之，以广前人之未备，使医者、病者加意于六味、八味二方云。

附录

十补丸^②

治肾虚冷，足寒膝软。

五味子 附子各二两 山萸 山药 丹皮 桂心 茯苓 泽泻 制鹿茸各一两

相火龙雷论

火有人火，有相火。人火者，所谓燎原之火也，遇草而爇^③，得木而燔，可以湿伏，可以水灭，可以直折，黄连之属可以制之。相火者，龙火也，雷火也，得湿则焫^④，遇水则燔，不知其性而以水折之，以湿攻之，适足以光焰烛天，物穷方止矣。识其性者，以火逐之，则焰灼自消，炎光扑

---

① 斫（zhuó 灼）丧：摧残，伤害。斫，用刀、斧等砍劈，此作"损伤"解。

② 十补丸：此方药物组成仅九味，据《济生方》载，方中当有熟地黄一药。

③ 爇（ruò 若）：点燃，焚烧。

④ 焫：音义同"爇"。

灭。古书泻火之法，意盖如此。今人率以黄柏治相火，殊不知此相火者，寄于肝肾之间，此乃水中之火，龙雷之火也。若用黄柏苦寒之药，又是水灭湿伏，龙雷之火愈发矣。龙雷之火每当浓阴骤雨之时，火焰愈炽，或烧毁房屋，或击碎木石，其势诚不可抗，惟太阳一照，火自消灭。此得水则炽，得火则灭之一验也。

又问：龙雷何以五六月而启发，九十月而归藏？盖冬时阳气在水土之下，龙雷就其火气而居于下；夏时阴气在下，龙雷不能安其身而出于上。明于此义，故惟八味丸桂附与相火同气，直入肾中，据其窟宅而招之。同气相求，相火安得不引之而归原？即人非此火不能有生。世人皆曰降火，而予独以地黄滋养水中之火；世人皆曰灭火，而予独以桂附温补天真之火。千载不明之论，予独表而出之，高明以为何如？

震本坤体，阳自外来交之，有动乎情欲之象。是以圣人于卦中，凡涉乎震体者，取义尤严。洊雷震①，君子以恐惧修省。在复②则曰先王以至日闭关，欲其复之静也；在随则曰向晦入晏，意欲其居之安也；在颐则曰慎言语、节饮食，欲其养之正也。明乎此义，而相火不药自伏矣。

阴虚发热论

世间发热，类伤寒者数种，治各不同。伤寒、伤风及寒疫也，则用仲景法；温病及瘟疫也，则用河间法。此皆论外感者也。今人一见发热，皆认作伤寒，率用汗药以发其表，汗后不解，又用表药以凉其肌，柴胡、凉膈、白虎、双解等汤杂然并进。若是虚证，岂不殆哉？自东垣出，而发内伤补中益气之论，此用气药以补气之不足者也。至于劳心好色，内伤真阴，真阴既伤，则阳无所附，故亦发热。其人必面赤烦躁，口渴引饮，骨痛，脉数而大或尺数而无力者是也。惟丹溪发明补阴之说，以四物汤加黄柏、知母，此用血药以补血之不足者也。世袭相因，屡用不效，何耶？盖因阴字认不真，误以血为阴耳，当作肾中之真阴，即先天也。《内经》曰：诸寒之而热者取之阴，诸热之而寒者取之阳，所谓求其属也。王太仆先

---

① 洊（jiàn 见）：相继而至的雷声。洊，重，再。
② 复：与下文"随""颐"均属六十四卦之一。

生注云：大寒而盛，热之不热，是无火也；大热而盛，寒之不寒，是无水也。又云：倏忽往来，时发时止，是无火也；昼见夜伏，夜见昼止，时节而动，是无水也。当求其属而主之。无火者，宜益火之源，以消阴翳；无水者，宜壮水之主，以镇阳光。必须六味、八味二丸，出入增减，以补真阴，屡用屡效。若泥黄柏、知母苦寒之说，必致损伤脾阴而毙者，不可胜举。大抵病热作渴，饮冷便秘，此属实热，人皆知之。或恶寒发热，引衣蜷卧，四肢逆冷，大便清利，此属真寒，人亦易知。至于烦扰狂越，不欲近衣，欲坐卧泥水中，此属假热之证。其甚者，烦极发燥，渴饮不绝，舌如芒刺，两唇燥裂，面如涂朱，身如焚燎，足心如烙，吐痰如涌，喘急，大便秘结，小便淋沥，三部脉洪大而无伦。当是时也，却似承气证，承气入口即毙；却似白虎证，白虎下咽即亡。若用二丸，缓不济事，急以加减八味丸料一斤，纳肉桂一两，以水顿煎五六碗，水冷与饮，诸证自退。翌日必畏寒脉脱①，是无火也，当补其阳，急以附子八味丸料，煎服自愈。此证与脉，俱变其常，而不以常法治之者也。若有产后及大失血后，阴血暴伤，必大发热，亦名阴虚发热，此阴字正谓气血之阴，若以凉药正治立毙。正所谓象白虎汤证，误服白虎汤必死。当此之时，偏不用四物汤，有形之血不能速化，几希之气②所宜急固。须用独参汤或当归补血汤，使无形生出有形来。此阳生阴长之妙用，不可不知也。或问曰：子之论则详矣。气虚血虚均是内伤，何以辨之？予曰：悉乎子之问也。盖阴虚者，面必赤，无根之火载③于上也。若是阳证，火入于内，面必不赤。其口渴者，肾水干枯，引水自救也。但口虽渴而舌必滑，脉虽数而尺必无力，甚者尺虽洪数而按之必不鼓，此为辨耳。虽然，若问其人曾服过凉药，脉亦有力而鼓指矣。戴复庵云：服凉药而脉反加数者，火郁也，宜升宜补，切忌寒凉，犯之必死。临证之工，更宜详辨，毫厘之差，枉人性命，慎哉！慎哉！

---

① 脱：吕本作"沉"。

② 几希之气：指极微少的阳气。

③ 载：吕本作"戴"，义胜。

痰论

王节斋云：痰之本水也，原于肾；痰之动湿也，主于脾。古人用二陈汤，为治痰通用，然以治湿痰、寒痰则是矣。若夫阴火炎上，熏于上焦，肺气被郁，故其津液之随气而升者，凝结而成痰，腥秽稠浊，甚则有带血而出者，此非中焦脾胃湿痰寒痰之所比，亦非半夏、枳壳、南星之所治，惟用清气化痰，须有效耳。噫！节斋论痰而首揭痰之本于肾，可为[①]发前人所未发，惜乎启其端而未竟其说。其所制之方，皆治标之药，而其中寒凉之品甚多，多致损胃。惟仲景先生云：气虚有痰，用肾气丸补而逐之。吴茭山《诸证辨疑》又云：八味丸治痰之本也。此二公者，真开后学之蒙聩，济无穷之夭枉。盖痰者，病名也，原非人身之所有，非水泛为痰，则水沸为痰，但当分有火、无火之异耳。肾虚不能制水，则水不归源，如水逆行，洪水泛滥而为痰，是无火者也，故用八味丸以补肾火。阴虚火动，则水沸腾动于肾者，犹龙火之出于海，龙兴而水附；动于肝者，犹雷火之出于地，疾风暴雨，水随波涌而为痰，是有火者也。故用六味丸以配火，此不治痰之标，而治痰之本者也。然有火无火之痰，何以辨之？曰：无火者纯是清水，有火者中有重浊白沫为别耳！善用者，若能于肾虚者先以六味、八味，壮水之主、益火之源，复以四君子或六君子补脾以制水；于脾虚者，既补中、理中，又能以六味、八味制水以益母，子母互相生克，而于治痰之道，其庶几矣。

庞安常有言：有阴水不足，阴火上升，肺受火侮，不得清肃下行，由是津液凝浊，生痰不生血者。此当以润剂，如门冬、地黄、枸杞之属滋其阴，使上逆之火得返其宅而息焉，则痰自清矣。投以二陈，立见其殆。有肾虚不能纳气归原，原出而不纳则积，积而不散则痰生焉，八味丸主之。庞公之见甚确，录之以为案。

《蒙筌》谓：地黄泥膈生痰，为痰门禁药，以姜汁炒之。嗟乎？若以姜汁炒之，则变为辛燥，地黄无用矣。盖地黄正取其濡润之品，能入肾

---

① 为：通"谓"。《墨子·公输》云："宋，所为无雉兔孤狸者也。"

经，若杂于脾胃药中，土恶湿，安得不泥膈生痰？八味、六味丸中诸品，皆少阴经的药，群队相引，直入下焦，名曰水泛为痰之圣药。空腹服之，压以美膳，不留胃中。此仲景制方立法之妙，何必固疑。

咳嗽论

咳谓无痰而有声，嗽是有痰而有声。虽分六腑五脏之殊，而其要皆主于肺。盖肺为清虚之府，一物不容，毫毛必咳。又肺为娇脏，畏热畏寒，火刑金故嗽，水冷金寒亦嗽，故咳嗽者，必责之肺。而治之之法，不在于肺，而在于脾；不专在脾，而反归重于肾。盖脾者肺之母，肾者肺之子。故虚则补其母，虚则补其子也。

如外感风寒而咳嗽者，今人率以麻黄、枳壳、紫苏之类发散表邪，谓从表而入者，自表而出。如果系形气病气俱实者，一汗而愈；若形气病气稍虚者，宜以补脾为主，而佐以解表之药。何以故？盖肺主皮毛，惟其虚也，故腠理不密，风邪易以入之。若肺不虚，邪何从而入耶？古人所以制参苏饮中必有参，桂枝汤中有芍药、甘草，解表中兼实脾也。脾实则肺金有养，皮毛有卫，已入之邪易以出，后来之邪无自而入矣。若专以解表，则肺气益虚，腠理益疏，外邪乘间而来者，何时而已耶？须以人参、黄芪、甘草以补脾，兼桂枝以祛邪。此予谓不治肺而治脾，虚则补其母之义也。

《仁斋直指》云：肺出气也，肾纳气也。肺为气之主，肾为气之本。凡咳嗽暴重，动引百骸，自觉气从脐下逆奔而上者，此肾虚不能收气归原，当以地黄丸、安肾丸主之。母徒从事于肺，此虚则补子之义也。余又有说焉，五行之间，惟肺肾二脏，母盛而子宫受邪。何则？肺主气，肺有热则气得热而上蒸，不能下生于肾而肾受邪矣。肾既受邪，则肺益病。此又何也？盖母藏子宫，子隐母胎，凡人肺金之气，夜卧则归藏于肾水之中。今因肺受心火之邪，欲下避水中，而肾水干枯有火，无可容之地，于是复上而病矣。

有火烁肺金而咳嗽者，宜清金降火。今之医书中，论清金降火者，以黄芩、天麦冬、桑白皮清肺金，以黄连降心火，石膏降胃火，以四物、黄柏、知母降阴火。谓枳、半燥①泄伤阴，易用贝母、瓜蒌、竹沥、枇杷叶，以润肺而化痰。以上治法，岂不平正通达耶？殊不知清金降火之理，似是而实非。补北方正所以泻南方也，滋其阴即所以降火也。独不观启玄子②壮水之主以制阳光乎？予《相火论》及《滋阴降火论》中，已详言黄柏、知母之不宜用，与夫寒凉诸药之害矣。予又有说焉。王节斋云：凡酒色过度，损伤肺肾真阴者，不可服参芪，服之过多则死。盖恐阳旺而阴消也。自此说行，而世之治阴虚咳嗽者，视参芪如砒毒，以黄柏、知母为灵丹，使患此证而服此药者，百无一生，良可悲也。有能寡欲而不服药者，反可绵延得活，可见非病不可治，乃治病之不如法也。盖病本起于房劳太过，亏损真阴，阴虚而火上，火上而刑金故咳，咳则金不能不伤矣。予先以壮水之主之药，如六味地黄之类补其真阴，使水升而火降。随即以参芪救肺之品以补肾之母，使金水相生而病易愈矣。世之用寒凉者，肤浅庸工，固不必齿。间有知用参芪者，不知先壮水以镇火，而遽投参芪以补阳，反使阳火愈旺，而金益受伤，岂药之罪哉？此所谓不识先后著者也。

有脾胃先虚，土虚不能制水，水泛为痰，子来乘母而嗽者矣。又有初虽起于心火刑金，因误服寒凉，以致脾土受伤，肺益虚而嗽者。乃火位之下，水气承之，子来救母，肾水复火之仇，寒水挟木势而上侵于肺胃，水冷金寒故嗽。前病未除，新病愈甚。粗工不达此义，尚谓痰火难除，寒凉倍进，岂不殆哉！斯时也，须用六君子汤加炮姜以补脾肺，八味丸以补土母而引水归原。此等治咳嗽之法，幸同志者加之意焉。

《金匮》云：咳而上气，喉中水鸡声，射干麻黄汤主之。此论外感。有嗽而声哑者，盖金实不鸣，金破亦不鸣。实则清之，破则补之，皆治肺之事也。又须知少阴之络入肺中，循喉咙，夹舌本。肺为之标，本虚则标弱，故声乱咽嘶，舌萎声不能前③。出仲景《伤寒》书。

一男子年五十余岁，病伤寒咳嗽，喉中声如齁。与独参汤，一服而齁声除，至二三服而咳嗽亦渐退，服二三斤病始全愈。此阳虚之案。

---

① 燥：吕本作"渗"。
② 启玄子：唐代道医王冰的道号，义为"启蒙于玄珠子"。
③ 声不能前：即不能发出声音。

《衍义》云：有暴嗽服诸药不效，或教之进生料鹿茸丸、大菟丝子丸方愈。有本有标，却不可以其暴嗽而疑骤补之非。所以易愈者，亦觉之早故也。此阴虚之案。

有一等干咳嗽者，丹溪云：干咳嗽极难治，此系火郁之证。乃痰郁其火邪在中，用逍遥散以开之，下用补阴之剂而愈。

吐血[①]论

问：吐血多起于咳嗽，嗽血者，肺病也。方家多以止嗽药治肺兼治血而不效，何也？曰：诸书虽分咳血、嗽血出于肺，咯血、唾血出于肾，余谓咳嗽咯唾皆出肾。盖肾脉入肺，循喉咙，夹舌本；其支者，从肺出，络心，注胸中。故二脏相连，病则俱病，而其根在肾。肾中有火有水，水干火燃，阴火刑金，故咳。水挟相火而上化为痰，入于肺。肺为清虚之府，一物不容，故嗽。中有痰唾带血而出者，肾水从相火炎上之血也，岂可以咳嗽独归之肺耶？《褚氏遗书·津润论》云：天地定位，水位乎中，人肖天地，亦有水焉。在上为痰，在下为水，伏皮为血，从毛窍中出为汗。可见，痰也，水也，血也，一物也。血之带痰而出者，乃肾水挟相火炎上也。又云：服寒凉百不一生，饮溲溺百不一死，童便一味，可谓治血之要。然但暴发之际，用之以为降火消瘀之急剂则可，若多服亦能损胃。褚氏特甚言寒凉之不可用耳。曰：若是，则黄柏、知母，既所禁用，童便又不宜多服，治之当如何？曰：惟六味地黄独补肾水，性不寒凉，不损脾胃，久服则水升火降而愈。又须用人参救肺补胃药收功，使金能生水，盖滋其化源也。

又有一等肾水泛上，上侵于肺，水冷金寒，故咳嗽。肺气受伤，血无所附，故亦吐血。医见嗽血者火也，以寒折之，病者危，而危者毙矣。须用八味丸补命门火，以引水归原。次用理中汤补脾胃，以补肺之母，使土能克水，则肾水归原，而血复其位矣。

以上论阴虚吐血者，用补天[②]之法。若阳虚吐血，与夫六淫七情所

---

① 吐血：据正文内容，当为咳血或咯血。

② 补天：指补养先天肾水命火以治本。

致，各各不同。余另有《绛雪丹书》，专论血证，逐一可考，兹不能悉。今有一单方，只是节欲。不但节欲，直须绝欲。不绝欲，而徒恃乎药，未有能生者也。

喘

喘与气短不同。喘者，促促气急，喝喝息数，张口抬肩，摇身撷肚；短气者，呼吸虽数，而不能接续，似喘而不抬肩，似呻吟而无痛，呼吸虽急而无痰声。宜详辨之。丹溪云：须分虚实新久，久病是气虚，宜补之；新病是气实，宜泻之。

愚按：喘与短气分，则短气是虚，喘是实。然而喘多有不足者，短气间亦有有余者，新病亦有本虚者，不可执论也。

《金匮》[1]云：实喘者，气实肺盛，呼吸不利，肺窍壅塞，若寸沉实，宜泻肺；虚喘者，肾虚，先觉呼吸短气，两胁胀满，左尺大而虚，宜补肾。此肾虚证，非新病虚者乎？

邪喘者，由肺受邪，伏于肺中，关窍不通，呼吸不利。若寸沉而紧，此外感也，亦有六部俱伏者，宜发散，则身热退而喘定。此郁证，人所难知，非短气中之有余乎？

论人之五脏，皆有上气。而肺为之主，居于上而为五脏之华盖，通荣卫，合阴阳，升降往来，无过不及，何病之有？若为风、寒、暑、湿所侵，则肺气胀满而为喘，呼吸迫促，坐卧不安；或七情内伤，郁而生痰；或脾胃俱虚，不能摄养。一身之痰皆能令人喘。

真知其风寒也，则用仲景青龙汤；真知其暑也，则用白虎汤；真知其湿也，则用胜湿汤；真知其七情郁结也，则用四磨、四七汤。又有木郁、火郁、土郁、金郁、水郁，皆能致喘，治者察之。以上俱属有余之证。

东垣云：病机[2]云：诸痿喘呕，皆属于上。辨云：伤寒家论喘，以为火热者，是明有余之邪中于表，寒变为热，心火太旺攻肺，故属于上。又

① 金匮：此下"实喘……宜补肾""邪喘……而喘定"二段文字，《金匮要略》中并无，见《脉因证治·喘》中。
② 病机：指《素问·至真要大论》的病机十九条。

云：膏粱之人，奉养太过，及过爱小儿，亦能积热于上而成喘，宜以甘寒之剂治之；饮食不节，喜怒劳役不时，水谷之寒热感则害人六腑，皆由中气不足，其膜胀腹满，咳喘呕，食不下，宜以大甘辛热之剂治之。《脉经》云：肺盛有余，则咳嗽上气，渴烦，心胸满，短气，皆冲脉之火行于胸中而作，系在下焦，非属上也。观东垣之辨，可见起于伤寒者，有余之邪[①]；杂病者，不足之邪。自是标本判然条析。如遇标病，或汗或吐或下，一药而痰去喘定，奏功如神。粗工以其奏功如神也，执而概施之不足之证，岂不殆哉？娄全善云：凡下痰定喘诸方，施之形实有痰者神效；若虚而脉浮大，按之涩者，不可下之，下之必反剧而死。

经云：诸喘皆属于上。又谓：诸逆冲上，皆属于火。故河间叙喘病在于热条下。华佗云：肺气盛为喘。《活人书》云：气有余则喘。后代集证类方，不过遵此而已。独王海藏辨云：气盛当作气衰，有余当认作不足。肺气果盛与有余，则清肃下行，岂复为喘？以其火入于肺，炎烁真阴，衰与不足而为喘焉。所言盛与有余者，非肺之气也，肺中之火也。海藏之辨，超出前人，发千古之精奥。惜乎起其端，未竟其火之所由来。愚谓：火之有余，水之不足也，阳之有余，阴之不足也。凡诸逆冲上之火，皆下焦冲任相火，出于肝肾者也，故曰冲逆。肾水虚衰，相火偏胜，壮火食气，销铄肺金，乌得而不喘焉！丹溪云：喘有阴虚，自小腹下火起而上，宜四物汤加青黛、竹沥、陈皮，入童便煎服。如夹痰喘者，四物加枳壳、半夏，补阴以化痰。夫谓阴虚发喘，丹溪实发前人之所未发，但如此治法，实流弊于后人。盖阴虚者，肾中之真阴虚也，岂四物汤阴血之谓乎？其火起者，下焦龙雷之火也，岂寒凉所能降乎？其间有有痰者，有无痰者。有痰者，水挟木火而上也，岂竹沥、枳、半之能化乎？须用六味地黄，加门冬、五味大剂煎饮，以壮水之主，则水升火降，而喘自定矣。盖缘阴水虚故有火，有火则有痰，有痰则咳嗽，咳嗽之甚则喘，当与前阴虚相火论参看。

---

① 可见起于伤寒者有余之邪：原作"可见起于有余者，病机之邪"，据天盖楼、三多斋本互校修改。

又有一等似火而非火，似喘而非喘者。经曰少阴所谓呕咳上气喘者，阴气在下，阳气在上，诸阳气浮，无所依归，故上气喘也。《黄帝针经》云：胃络不和，喘出于阳明之气逆。阳明之气下行，今逆而上行故喘。真元耗损，喘出于肾气之上奔，其人平日若无病，但觉气喘，非气喘也，乃气不归原也。视其外证，四肢厥逆，面赤而烦躁恶热，似火非火也，乃命门真元之火，离其宫而不归也。察其脉两寸虽浮大而数，两尺微而无力，或似有而无为辨耳。不知者以其有火也，少用凉药以清之，以其喘急难禁也；佐以四磨之类以宽之，下咽之后，似觉稍快，少顷依然。岂知宽一分，更耗一分，甚有见其稍快，误认药力欠到，倍进寒凉快气之剂，立见其毙矣。何也？盖阴虚至喘，去死不远矣。幸几希一线[1]牵带在命门之根，尚尔留连，善治者能求其绪，而以助元接真镇坠之药，俾其返本归原，或可回生。然亦不可峻骤也，且先以八味丸、安肾丸、养正丹之类，煎人参生脉散送下，觉气若稍定，然后以大剂参芪补剂，加破故纸、阿胶、牛膝等，以镇于下。又以八味丸加河车为丸，日夜遇饥则吞服方可。然犹未也，须远房帏，绝色欲。经年积月，方可保全，不守此禁，终亦必亡而已。予论至此，可为寒心，聪明男子，当自治未病，毋蹈此危机。

又有一等火郁之证，六脉微涩，甚至沉伏，四肢悉寒，甚至厥逆。拂拂[2]气促而喘，却似有余，而脉不紧数；欲作阴虚，而按尺鼓指。此为蓄郁已久，阳气怫遏，不能营运于表，以致身冷脉微而闷乱喘急。当此之时，不可以寒药下之，又不可以热药投之，惟逍遥散加茱、连之类，宣散蓄热，得汗而愈。愈后仍以六味地黄养阴和阳方佳。此谓火郁则发之、木郁则达之，即《金匮》所云六脉沉伏，宜发散则热退而喘定是也。经曰：火郁之发，民病少气，治以诸凉。

或问：喘者多不能卧，何也？《素问·逆调论》云：夫不得卧，卧则喘者，水气之客也。夫水者，循经液而流也。肾者水，主津液，主卧与喘也。东垣云：病人不得卧，卧则喘者，水气逆行乘于肺，肺得水而浮，使

---

① 几希一线：指极微少的一点真元之气。
② 拂拂：茂盛貌，这里指胸中气满。

气不得流通也。

仲景云：短气皆属饮。《金匮》云：短气有微饮，当从小便去之，苓桂术甘汤主之，肾气丸亦主之。

以上详论阴虚发喘之证治。若阳虚致喘，东垣已详尽矣；外感发喘，仲景已详尽矣。兹为补天立论，故加意于六味、八味云。

咽喉痛[①]

喉与咽不同。喉者肺脘，呼吸之门户，主出而不纳；咽者胃脘，水谷之道路，主纳而不出。盖喉咽司呼吸，主升降，此一身之紧关橐籥也。经曰：足少阴所生病者，口渴舌干咽肿，上气嗌干及痛。《素问》云：邪客于足少阴之络，令人咽痛，不可纳食。又曰：足少阴之络，循喉咙，通舌本。凡喉痛者，皆少阴之病，但有寒热虚实之分。少阴之火，直如奔马，逆冲于上，到此咽喉紧锁处，气郁结而不得舒，故或肿或痛也。其证必内热，口干面赤，痰涎涌上，其尺脉必数而无力。盖缘肾水亏损，相火无制而然，须用六味地黄、门冬、五味大剂作汤服之。又有色欲过度，元阳亏损，无根之火游行无制，客于咽喉者，须八味肾气丸大剂煎成，冰冷与饮，使引火归原，庶几可救。此论阴虚咽痛者，如此治法，正褚氏所谓上病疗下也。人之喉咽如曲突[②]，曲突火炎，若以水自上灌下，曲突立爆烈矣。惟灶床下以盆水映之，上炎即熄，此上病疗下之一验也。其间有乳蛾、缠喉二名不同。肿于咽两旁者为双蛾，肿于一边者为单蛾。治法用鹅翎蘸米醋搅喉中，去尽痰涎，复以鹅翎探吐之，令着实一咯，咯破蛾中紫血即溃；或紫金锭磨下即愈；甚而不散者，上以小刀刺出紫血即愈。古方有刺少商穴法甚好，刀针刺血，急则用之，然亦有不宜用者。《薛案》云：一人年五十，咽喉肿痛，或针去血。神思虽清，尺脉洪数而无伦，次按之微细如无。余曰：有形而无痛，戴阳之类也，当峻补其阴，今反伤阴血必死。已而果殁。引此一案，以为粗工轻用刀针之戒。缠喉风者，肿透达于

---

① 咽喉痛：原作"喉咽痛"，据目录改。

② 曲突：指烟囱。

外，且麻且痒且痛，可用谦甫①解毒雄黄丸。

雄黄一钱　郁金一分　巴豆十四粒，去油皮

醋糊丸，绿豆大，热茶送下，吐顽痰立苏，未吐再服。

古方有用巴豆油，摊纸作撚子，点火吹灭，以烟熏鼻中，即时口鼻流涎，牙关自开。即用此搐患处愈。有一等阳虚咽痛者，口舌生疮，遇劳益甚，其脉必浮大。此脾肺气虚，膀胱虚热，须以理中汤加山药、山茱萸服乃痊。有上焦风热者，用荆防败毒散效；有咽喉肿痛，作渴饮冷，大便秘结，六脉俱实，必下之乃愈，可用防风通圣散。今人虚热者多，实热者少，如此证不多得，此法不可轻用。又有急喉痹者，其声如鼾，痰如拽锯。此为肺绝之候，速熬人参膏，用竹沥姜汁同调服。如未即得膏，速煎独参汤服，早者十全七八，次则十救四五，迟则不救。

丹溪云：咽喉肿痛，有阴虚阳气飞越，痰结在上者，脉必浮大，重取必涩，其去死不远，宜独参汤浓煎细细饮之。如作实证治，祸在反掌矣。仲景云：少阴客热咽痛，用甘草汤；少阴寒热相搏，用桔梗汤；少阴客寒咽痛，用半夏散及汤；少阴病咽中伤生疮，不能语言，声不出者，苦酒汤；少阴阴虚客热不利，咽痛胸满心烦者，猪肤汤。世人但知热咽痛，而不知有寒咽痛。经曰：太阳在泉，寒淫所胜，民病咽肿颔肿。陈藏器用附子去皮脐，炮裂②切片，以蜜涂炙，令蜜入内，嚼咽其津，甘味尽，再换一片嚼之。

仲景云：下利清谷，里寒外热，脉微欲绝，面赤咽痛，用通脉四逆汤。盖以冬月伏寒在于肾经，发则咽痛下利，附子汤温其经则愈。又有司天运气，其年乡村相染，若恶寒者，多是暴寒折热，寒闭于外，热郁于内。切忌胆矾酸寒之剂点喉，反使阳郁结不伸；又忌硝黄等寒剂下之，反使阳下陷入里，则祸不旋踵矣。须用表散之剂，若仲景甘桔汤之类。

又有阳毒咽痛，用升麻汤；阴毒咽痛，用甘草汤。方见《金匮要略》及《千金方》中。

---

① 谦甫：罗天益（1220—1290），字谦甫，元代医学家，著有《卫生宝鉴》《内经类编》等书。

② 裂：吕本作"制"。

咽痛用诸药不效者，此非咽痛，乃是鼻中生一条红丝如发，悬一黑泡，大如樱株，垂挂到咽门，而口中饮食不入。须用牛膝根直而独条者，洗净，入米醋四五滴，同研细，就鼻孔滴二三点入内，去则红丝断而珠破，其病立安。又有喉间作痛，溃烂日久不愈，此必杨梅疮毒，须以萆薢①为主。

眼目

经曰：五脏六腑之精气，皆上注于目，而为之精。肾藏精，故治目者，以肾为主。目虽肝之窍，子母相生，肾肝同一治也。

华元化云：目形类丸，瞳神居中而前，如日月之丽东南而晦西北也。有神膏、神水、神光、真气、真血、真精，此滋目之源液也。神膏者，目内包涵膏液，此膏由胆中渗润精汁，积而成者，能涵养瞳神，衰则有损；神水者，由三焦而发源，先天真一之气所化，目上润泽之水是也，水衰则有火胜燥暴之患，水竭则有目输大小之疾，耗涩则有昏眇②之危，亏者多盈者少，是以世无全精之目；神光者，原于命门、通于胆、发于心火之用事也，火衰则有昏瞑之患，火炎则有焚燥之殃，虽有两心③而无正轮④。心君主也，通于大眦，故大眦赤者，实火也。命门为小心，小心相火也，代君行令，通于小眦，故小眦赤者，虚火也。若君主拱默⑤，则相火自然清宁矣。真血者，即肝中升运滋目注络之血也，此血非比肌肉间易行之血，即天一所主之水，故谓之真也；真气者，即目之经络中往来生用之气，乃先天真一发生之元阳也；真精者，乃先天元气所化精汁，起于肾，施于胆，而后及瞳神也。凡此数者，一有损，目则病矣。大概目圆而长，外有坚壳数重，中有清脆肉，包黑稠神膏一函，膏外则白稠神水。水以滋膏，水外则皆血，血以滋水。膏中一点黑莹，是肾胆所聚之精华，惟此一点，烛

---

① 萆薢：吕本此下有"即土茯苓汤"五字。
② 昏眇：视物昏花或不见。眇，眼瞎。
③ 两心：指两眼瞳神。
④ 正轮：指虹膜等组织。
⑤ 拱默：拱手沉默，指君主无为而治。比喻心的功能正常。

照鉴视，空阔无穷者，是曰水轮。内应于肾，北方壬癸亥子水也。五输之中，惟瞳神乃照。或曰：瞳神，水耶、气耶、血耶、膏耶？曰：非气、非血、非水、非膏，乃先天之气所生，后天之气所成，阴阳之妙蕴，水火之精华，血养水，水养膏，膏护瞳神，气为运用，神即维持，喻以日月，理实同之。男子右目不如左目精华，女子左目不如右目光彩，此皆各得其阴阳气血之正也。

许学士云：经曰：足少阴之脉，是动则病，坐而欲起，目恍恍^①无所见。又曰：少阴所谓，起则目恍恍无所见者，阴内夺，故目恍恍无所见也。此盖房劳目昏也。左肾阴虚，益阴地黄丸、六味地黄丸；右肾阳虚，补肾丸、八味地黄丸。

东垣云：能远视不能近视者，阳有余、阴气不足也。海藏云：目能远视，责其有火；不能近视，责其无水。《秘要》云：阴精不足，阳光有余。病于水者，故光华发见散乱，而不能收敛近视，治之在心肾。心肾平，则水火调而阴阳和。夫水之所化为血，在身为津液，在目为膏汁。若贪淫恣欲，饥饱失节，形脉劳甚，过于悲泣，能斫耗阴精。阴精亏则阳火盛，火性炎而发见，阴精不能制伏挽回，故越于外而远照，反不能近之而视也。治之当如何？壮水之主，以镇阳光。东垣云：能近视不能远视，阳气不足、阴气有余也。海藏云：目能近视，责其有水，不能远视，责其无火。《秘要》云：此证非谓禀成近窥之病，乃平昔无病，素能远视，而忽然不能者也，盖阳不足，阴有余。病于火者，故光华不能发越于外，而畏敛近视耳，治之在胆肾。胆肾足则木火通明，神气宣畅，而精光远达矣。夫火之所用为气，在身为威仪，在目为神光。若纵恣色欲，丧其元阳，元阳既惫，则云霾阴翳。肾中之阴水，仅足以回光自照耳，焉能健运精汁以滋于胆，而使水中之火远布于空中耶！治之当何如？益火之源，以消阴翳。

以上之证，皆阴弱不能配阳。内障之病，其病无眵泪、痛痒、羞明、紧涩之证。初但昏如雾露中行，渐空中有黑花，又渐暗，物成二体，久则光不收，遂为废疾。患者皆宜培养先天根本，乘其初时而治之。况此病最

---

① 恍恍：目不明貌。

难疗，服药必积岁月，绝酒色淫欲，毋饥饱劳役，驱七情五贼，庶几有效。不然必废，终不复也。世不知此，始曰目昏无伤，略不经意；及病成，医亦不识，直曰热致，竟用凉药。殊不知凉药伤胃，况凉为秋为金，肝为春为木，又伤肝矣，往往致废而后已。病者不悟药之过，诿之曰：命也。医者亦不自悟，而曰：病拙①。悲夫！

又有阳虚不能抗阴者。若因饮食失节，劳役过度，脾胃虚弱，下陷于肾肝，浊阴不能下降，清阳不能上升，天明则日月不明，邪害空窍，令人耳目不明。夫五脏六腑之精，皆禀受于脾土，而上贯于目。此精字乃饮食所化之精，非天一之元精也。脾者诸阴之首也，目者血气之宗也，故脾虚则五脏之精气皆失所司，不能归明于目矣。况胃气下陷于肾肝，名曰重强。相火挟心火而妄行，百脉沸腾，血脉逆上而目病矣。若两目暗昏、四肢不怠者，用东垣益气聪明汤；若两目紧小、羞明畏日者，或视物无力、肢体倦怠，或手足麻木，乃脾肺气虚，不能上行也，用神效黄芪汤；若病后，或日晡，或灯下不能视者，阳虚下陷也，用决明夜光丸或升麻镇阴汤。

张子和云：目不因火则不病。白轮病赤，火乘肺也；肉轮赤肿，火乘脾也；黑水神光被翳，火乘肝与脾也；赤脉贯目，火自甚也。能治火者，一句可了。但子和一味寒凉治火，余独补水以配火，亦一句可了。至于六淫七情错杂诸证，详倪仲贤《原机启微》。此书甚好，而薛立斋又为之参补，深明壮水之主，益火之源甚有益于治目者也。

---

① 病拙：指病情顽固。

| 卷之五 |

先天要论下

齿

《素问》曰：男子八岁，肾气实而齿更①，三八真牙生，五八则齿槁，八八而齿去矣。女子亦然，以七为数。盖肾主骨，齿者骨之标，髓之所养也。凡齿属肾，上下龈属阳明。上龈痛，喜寒而恶热，取足阳明胃；下龈痛，喜热而恶寒，取手阳明大肠。凡动摇袒②脱而痛，或不痛，或出血，或不出血，全具如欲落之状者，皆属肾。经曰：肾热者，色黑而齿槁。又曰：少阴经者，面黑齿长而垢。其虫疳龈肿不动，溃烂痛秽者，皆属阳明。或诸经错杂之邪，与外因为患，俱分虚实而治。肾经虚寒者，安肾丸、还少丹，重则八味丸主之。其冬月时，大寒犯脑，连头痛，齿牙动摇疼痛者，此太阳并少阴伤寒也，仲景用麻黄附子细辛汤，凡肾虚者多有之。如齿痛摇动，肢体倦怠，饮食少思者，脾肾亏损之证，用安肾丸、补中益气并服。如喜寒恶热者，乃胃血伤也，清胃汤。若恶寒喜热者，胃气伤也，补中益气汤。

凡齿痛遇劳即发，或午后甚者，或口渴面黧，或遗精者，皆脾肾虚热，补中益气送八味丸③，或十全大补汤。若齿龈肿痛，燉连腮颊，此胃经风热，用犀角升麻汤。若善饮者，齿痛腮颊燉肿，此胃经湿热，清胃汤加葛根或解醒汤。

---

① 更：此前原衍"生"字，诸本同，据医理删。

② 袒：原指脱去上衣，露出身体的一部分。此指牙齿脱落。

③ 八味丸：吕本作"六味丸"。

海藏云：牙齿等龋，臭秽不可近，数年不愈，当作阳明蓄血治。桃仁承气汤为细末，蜜丸服之。好饮者，多有此证，屡服有效。

凡小儿行迟、语迟、齿迟，及囟门开者，皆先天母气之肾衰，须肾气丸为主。

固齿方

雄鼠骨　当归　没石子　熟地　榆皮　青盐　细辛各等分

上研为细末，绵纸裹成条，抹牙床上，则永固不落矣。常有人齿缝出血者，余以六味地黄加骨碎补，大剂一服即瘥。间有不瘥者，肾中火衰也，本方加五味、肉桂而愈。

口疮

口疮，上焦实热，中焦虚寒，下焦阴火，各经传变所致，当分别而治之。如发热作渴饮冷，实热也，轻则用补中益气，重则用六君子汤；饮食少思，大便不实，中气虚也，用人参理中汤；手足逆冷，肚腹作痛，中气虚寒，用附子理中汤；日晡热、内热、不时而热，血虚也，用八物加丹皮、五味、麦门；发热作渴、唾痰、小便频数，肾水虚也，用八味丸；日晡发热，或从小腹起，阴虚也，用四物、参、术、五味、麦门，不应，用加减八味丸；若热来复去，昼见夜伏，夜见昼伏，不时而动，或无定处，或从脚起，乃无根之火也，亦用前丸，及十全大补加麦门、五味，更以附子末唾津调，抹涌泉穴。若概用寒凉，损伤生气，为害匪轻。

或问：虚寒何以能生口疮，而反用附子理中耶？盖因胃虚谷少，则所胜者肾水之气逆而乘之，反为寒中。脾胃衰虚之火，被迫炎上，作为口疮。经曰：岁金不及，炎火乃行。复则寒雨暴至，阴厥乃格阳反上行，民病口疮是也。故用参、术、甘草补其土，姜、附散其寒，则火得所助，接引而退舍矣。

按《圣济总录》有元藏虚冷上攻口舌者，用巴戟、白芷、高良姜末，猪腰煨服。又有用丁香、胡椒、松脂、细辛末，苏木汤调涂舌上。有用当归、附子蜜炙含咽。若此之类，皆治龙火上迫，心肺之阳不得下降，故用此以引火归原也。

耳

耳者，肾之窍，足少阴之所主。人身十二经络中，除足太阳、手厥阴，其余十经络皆入于耳。惟肾开窍于耳，故治耳者，以肾为主。或曰：心亦开窍于耳，何也？盖心窍本在舌，以舌无孔窍，因寄于耳。此肾为耳窍之主，心为耳窍之客尔。以五脏开于五部，分阴阳言之：在肾肝居阴，故耳目二窍，阴精主之；在心脾肺居阳，故口鼻舌三窍，阳精主之。《灵枢》云：肾气通乎耳，肾和则能闻五音。五脏不和，则七窍不通。故凡一经一络有虚实之气入于耳者，皆足以乱其聪明，而致于聋聩，此言暴病者也。若夫久聋者，于肾亦有虚实之异。左肾为阴主精，右肾为阳主气。精不足气有余，则聋为虚；若其人瘦而色黑，筋骨健壮，此精气俱有余，固藏闭塞，是聋为实，乃高寿之兆也。二者皆禀所致，不须治之。又有乍聋者，经曰：不知调和七损八益之道，早衰之节也。其年未五十，体重耳目不聪明矣，是可畏也，其证耳聋面颊黑者，为脱精肾惫，安肾丸、八味丸、苁蓉丸、薯蓣丸，选而用之；若肾经虚火，面赤口干，痰盛内热者，六味丸主之。此论阴虚者也。至于阳虚者，亦有耳聋，经曰：清阳出上窍。胃气者，清气、元气、春升之气也，同出而异名也。今人饮食劳倦，脾胃之气一虚，不能上升，而下流于肾肝，故阳气者闭塞，地气者冒明，邪害空窍。今人耳目不明，此阳虚耳聋，须用东垣补中益气汤主之。有能调养得所，气血和平，则其耳聋渐轻；若不知自节，日就烦劳，即为久聋之证矣。

又有因虚而外邪乘袭者，如伤寒邪入少阳，则耳聋胁痛之类，当各经分治之。

又有耳痛、耳鸣、耳痒、耳脓、耳疮，亦当从少阴正窍，分寒热虚实而治之者多，不可专作火与外邪治。耳鸣，以手按之而不鸣，或少减者，虚也；手按之而愈鸣者，实也。王节斋云：耳鸣盛如蝉，或左或右，或时闭塞，世人多作肾虚治不效，殊不知此是痰火上升，郁于耳而为鸣，甚则闭塞矣。若其人平昔饮酒厚味，上焦素有痰火，只作清痰降火治之。大抵此证多先有痰火在上，又感恼怒而得，则气上少阳之火客于耳也。若肾虚而鸣者，其鸣不甚，其人必多欲，当见劳怯等证。惟薛立斋详分缕析，云：血虚有火，用四物加山栀、柴胡；若中气虚弱，用补中益气汤；若血气俱虚，用八珍汤加柴胡；若怒便聋而或鸣者，属肝胆经气实，用小柴胡加芎、归、山栀，虚用八珍汤加山栀。若午前甚者，阳气实热也，小柴胡加黄连、山栀；阳气虚，用补中益气汤加柴胡、山栀。午后甚者，阴血虚也，四物加白术、茯苓；若肾虚火动或痰盛作渴者，必用地黄丸。

耳中哄哄然，是无阴也，又液脱者，脑髓消，胫瘦，耳数鸣，宜地黄丸。

肾虚耳中潮声、蝉声无休止时，妨害听闻者，当坠气[①]补肾，正元饮咽黑锡丹，间进安肾丸；肾脏风耳鸣，夜间睡着，如打战鼓，更四肢抽掣痛，耳内觉风吹奇痒，宜黄芪丸。肾者，宗脉所聚，耳为之窍，血气不足，宗脉乃虚。风邪乘虚，随脉入耳，气与之搏，故为耳鸣。先用生料五苓散，加制枳壳、橘红、紫苏、生姜同煎，吞青木香丸，散邪风下气；续以芎归饮和养之。耳中耵聍，耳鸣耳聋，内有污血，宜柴胡聪耳汤。

其余耳痛、耳痒、耳肿等证，悉与薛氏论相参用之。《丹铅续录》云：王万里时患耳痛，魏文靖公劝以服青盐、鹿茸，煎雄、附为剂，且言此药非为君虚损服之，曷不观《易》之坎为耳痛？坎，水藏在肾，开窍于耳，而在志为恐；恐则伤肾，故耳痛。气阳运动常显，血阴流行常幽。血，在形如水，在天地间，故坎为血卦，是经中已著病证矣。竟饵之而悉愈。

《圣惠》云：有耳痒，一日一作，可畏，直挑剔出血稍愈，此乃肾脏虚，致浮毒上攻。未易以常法治也，宜服透冰丹。勿饮酒，啖湿面、鸡猪之属，能尽一月为佳，不能戒无效。

耳疮

耳脓即聤耳，用红绵散、麝香散，内服柴胡聪耳汤、通气散俱可。如壮盛之人，积热上攻，脓水不住，则上二散不宜用，恐收敛太过也，用三黄散有效。

---

① 坠气：指以重镇之品下坠固摄下焦元气。

薛氏云：耳疮，属手少阳三焦经或足厥阴肝经血虚风热，或肝经暴火风热，或肾经风火等因。若发热焮痛，属少阳厥阴风热，用柴胡栀子散；若内热痒痛，属前二经血虚，用当归川芎散；若寒热作痛，属肝经风热，小柴胡汤加山栀、川芎；若内热口干，属肾经虚火，用加味地黄丸，如不应，用加减八味丸。余当随证治之。

罗谦甫云：耳内生疮者，为足少阴，是肾之经也。其气上通于耳，其经虚，风热乘之，随脉入于耳，与气相搏，故令耳门生疮也。曾青散主之，黄连散亦可。内服黍粘子汤。

黄连散

黄连五分　枯矾七分

细末，同后法用。

曾青散

曾青① 五分　雄黄七分半　黄芩二分半

有脓水，搓胭脂拭干。细末一分，裹绵纳耳中。

有一小儿患耳脓，经年屡月，服药不效，殊不知此肾疳也，用六味丸加桑螵蛸，服之即愈。

黄芪丸方

黄芪一两　沙苑蒺藜炒　羌活各半两　黑附子大，一个　羯羊肾一对，焙干

上为细末，酒糊丸如桐子大，每服四十丸。空心食前，煨葱盐汤下。

柴胡聪耳汤

治耳中干耵，耳鸣致聋。

柴胡三钱　连翘四钱　水蛭半钱，炒，另研　虻虫三个，去翅足，研　麝香少许，研　当归身　炙甘草　人参各二钱

上除另研外，以水二盏，姜三片，煎至一盏。少热下水蛭等末，再煎一二沸，食少远热服。

---

① 曾青：又叫朴青（《石药尔雅》），层青（《造化指南》），天然的硫酸铜。功能明目、镇惊、杀虫，主治风热目赤、疼痛、涩痒，眵多赤烂，头风，惊痫，风痹。

透水散

川大黄去粗皮　山栀子去皮　蔓荆子去白皮　白茯苓去皮　益智子去皮　威灵仙去芦头，洗，焙干　白芷各半两　香墨烧，醋淬，干，细研　麝香研。各^①一钱　茯神去木，半两　川乌二两，用河水浸半月，切作片，焙干，用盐炒　天麻去苗　仙灵脾叶洗，焙。各三钱

上为细末，炼蜜和如麦饭相似，以真酥涂，杵臼捣万杵。如干，旋入蜜令得所，和成剂。每服旋丸如桐子大，用薄荷自然汁同温酒化下两丸。如卒中风，涎涌昏塞，煎皂荚白矾汤，温化两丸。

虫入耳痛，将生姜擦猫鼻，其尿自出，取尿滴内，虫即出而愈。

有一人耳内不时作痛，痛而欲死，痛止如故，就诊于立斋先生，诊之六脉皆安，非疮也，话间痛忽作，意度其有虫。令急取猫尿滴耳，果出一臭虫，遂不复痛。或用麻油滴之，则虫死难出。或用炒芝麻枕之，则虫亦出，但不及猫尿之速也。

消渴

上消者，舌上赤裂，大渴引饮，《逆调论》云心移热于肺，传为膈消者是也，以白虎汤加人参治之。中消者，善食而瘦，自汗，大便硬，小便数。叔和云口干饮水，多食肌肤瘦，成消中者是也，以调胃承气汤治之。下消者，烦躁引饮，耳轮焦干，小便如膏，叔和云：焦烦水易亏。此肾消也，六味丸治之。古人治三消之法，详别如此。余又有一说焉。人之水火得其平，气血得其养，何消之有？其间摄养失宜，水火偏胜，津液枯槁，以致龙雷之火上炎，熬煎既久，肠胃合消，五脏干燥，令人四肢瘦削，精神倦怠。故治消之法，无分上、中、下，先治肾为急。惟六味、八味及加减八味丸，随证而服，降其心火，滋其肾水，则渴自止矣。白虎与承气，皆非所治也。

娄全善云：肺病本于肾虚。肾虚则必寡于畏，妄行凌肺而移寒与之，故肺病消。仲景治渴而小便反多，用八味丸补肾救肺，后人因名之曰肾

---

① 各：底本脱，据文意补。

消也。

《总录》谓：不能食而渴者，末传中满；能食而渴者，必发脑疽、背痈。盖不能食者，脾之病。脾主浇灌四旁，与胃行其津液者也。脾胃既虚，则不能敷布其津液，故渴。其间纵有能食者，亦是胃虚引谷自救。若概以寒凉泻火之药，如白虎、承气之类，则内热未除，中寒复生，能不末传鼓胀耶？惟七味白术散、人参生脉散之类，恣意多饮，复以八味地黄丸滋其化源，才是治法。及能食而渴、发疽者，乃肥贵人膏粱之疾也；数食甘美而肥多，故其上气转溢而为消渴。不可服膏粱、芳草、石药，其气慓悍，能助燥热。经曰：治之以兰，消陈积也。亦不用寒凉。及发痈疽者，何也？经曰：膏粱之变，足^①生大疔。此之谓也。其肾消而亦有脑疽、背痈者，盖肾主骨，脑者髓之海，背者太阳经寒水所过之地，水涸海竭，阴火上炎，安得不发而为痈疽？其疮甚而不溃，或赤水者是。甚则或黑或紫，火极似水之象，乃肾水已竭，不治。或峻补其阴，亦可救也。

或曰：人有服地黄汤而渴仍不止者，何也？曰：此方士不能废其绳墨，而更其道也。盖心肺位近，宜制小其服；肾肝位远，宜制大其服。如鬲消^②、中消，可以前丸缓而治之；若下消已极，大渴大燥，须加减八味丸料一升，纳肉桂一两，水煎六七碗，恣意水冷饮之。熟睡而渴病如失矣。处方之制，存乎人之通变耳。

或问曰：下消无水，用六味地黄丸，可以滋少阴之肾水矣，又加附子、肉桂者何？盖因命门火衰，不能蒸腐水谷，水谷之气不能熏蒸、上润乎肺，如釜底无薪，锅盖干燥，故渴。至于肺亦无所禀，不能四布水精，并行五经。其所饮之水，未经火化，直入膀胱。正谓饮一升溺一升，饮一斗溺一斗。试尝其味，甘而不咸可知矣。故用附子、肉桂之辛热，壮其少火，灶底加薪，枯笼蒸溽，槁禾得雨，生意维新。惟明者知之，昧者鲜不

---

① 足：原作"饶"，据《素问·生气通天论》改。

② 鬲消：即膈消，因心肺郁热传化而致。症见心烦、膈满、消渴、多饮等。鬲，原作"高"，据《素问·气厥论》改。

以为迂也。昔汉献帝①病渴，张仲景为处此方，至圣玄关，今犹可想，八味丸诚良方也。疮疽痊后，及将痊口渴甚者，舌黄坚硬者，及未患先渴，或心烦、燥渴，小便频数，或白浊、阴痿，饮食少思，肌肤消瘦，及腿肿脚瘦，口齿生疮，服之无不效。一贵人病疽，疾未安而渴作，一日饮水数升。愚遂献加减地黄方，诸医大笑云：此药若能止渴，我辈当不复业医矣。皆用木瓜、紫苏、乌梅、人参、茯苓、百药煎等生津液之药止之，而渴愈甚。数剂之后，茫无功效，不得已而用前方，三日渴止，因相信。久服不特渴疾不作，气血亦壮，饮食加倍，强健过于少壮之年。盖用此药，非予敢自执鄙见，实有源流。薛氏家藏此方，屡用有验，故详著之。使有渴疾者信其言，专志服饵取效，无为庸医所惑。庶广前人之志，久服轻身，耳目聪明，令人皮肤光泽。

　　方内用北五味子，最为得力，独能补肾水降心气，其肉桂一味不可废，若去肉桂，服之不效。

　　一男子患此，余欲以前丸治之，彼则谓肉桂性热，乃私易之以黄柏、知母等药，遂口渴不止，发背疽而殂②。彼盖不知肉桂为肾经药也。前证乃肾经虚火炎上无制为患，用桂导引诸药以补之，引虚火归原，故效也。成无己曰：桂犹圭③也，引导阳气，若执圭以从使者然。若夫上消者，谓心移热于肺；中消者，谓内虚胃热。皆认火热为害，故或以白虎汤，或以承气汤，卒致不救。总之，是下焦命门火不归原，游于肺则为上消，游于胃即为中消。以八味肾气丸引火归原，使火在釜底，水火既济，气上熏蒸，俾肺受湿润之气而渴疾愈矣。

　　有一等病渴，惟欲饮冷，但饮水不过二三口即厌弃，少顷复渴，其饮水亦如前。第不若消渴者之饮水无厌也，此证乃是中气虚寒，寒水泛上，逼其浮游之火于咽喉口舌之间。故上焦一段，欲得水救。若到中焦，以水

---

① 汉献帝：原作"汉武帝"，汉武帝为西汉时第五位皇帝，而张仲景为东汉末年汉献帝时人，故应为汉献帝。

② 殂（cú 徂）：死亡。

③ 圭：古玉器名，长条形，上端三角形，下端方形。古代贵族朝聘、祭祀的礼器。

见水，正其所恶也。治法：如面红而烦躁者，煎理中汤吞八味丸，二三服而愈，若用他药，必不能济。

又有一等病渴，急欲饮水，但饮下不安，少顷即吐出，吐出片刻，复欲水饮。至于药食，毫不能下。此是阴盛格阳，肾经伤寒之证也。予反复思之，用仲景之白通汤，加人尿、胆汁，热药冷探之法，一服稍解，三服全瘳。其在男子间有之，女子多有此证。陶节庵名之曰回阳返本汤。

气虚中满

中满者，其证悉与鼓胀、水肿无异，何故属之气虚？请得明言之否？曰：气虚者，肾中之火气虚也；中满者，中空似鼓，虚满而非实满也。大略皆脾肾两虚所致。海藏云：夫水气者，乃胃土不能制肾水，水逆而上行，传入于肺，故令人肿。治者惟知泄水，而不知益胃，故多下之，强令水出。不依天度流转，故胃愈虚，食无滋味，则发而不能制也。莫若行其所无事，则为上计。何今之人，不知此等高论，举手便以为水肿，用《内经》去菀陈莝，开鬼门、洁净府之法治之，如舟车丸、禹功散之类。若真知其为水湿之气客于中焦，侵于皮肤，皮肤中如水晶之光亮，手按之随起者，以前药一服而退。若久病大病后，或伤寒、疟、痢后，女人产后，小儿痘后，与夫元气素弱者，概以前法施之，脾气愈泄愈虚，不可复救矣。故治肿者，先以脾土为主，须补中益气汤或六君子汤温补之。俾脾土旺，则能散精于肺，通调水道，下输膀胱，水精四布，五经并行矣。或者疑谓喘胀水满，而又加纯补之剂，恐益胀满，必须补药中加行气利水之品方妙。此论似深得病情，终非大方家体。盖肺气既虚，不可复行其气；肾水已衰，不可复利其水。纯补之剂，初时似觉不快，过时药力得行，渐有条理矣。

至于补肾以治肿，其说难明。盖禹之治水，行其所无事也。若一事疏凿，则失之矣。今人之治肾水者，牵牛、大戟，粗工之小智，正禹之所恶也。间有用五苓、五皮者，以为中正，亦转利转虚，肾气愈衰而愈不能推送矣，故须用补肾。经曰：肾开窍于二阴。肾气化则二阴通，二阴闭则胃膜胀。故曰：肾者，胃之关。关门不利，故水聚而从其类也。又曰：肾主下焦。三焦者，决渎之官，水道出焉。膀胱者，州都之官，津液藏焉。必待三焦之火化，始能出也。其三焦之经，在上者，布膻中，散络心包；在下者，出于委阳，上络膀胱。上佐天道之施化，下佐地道之发生，与手厥阴为表里，以应诸经之使者也。是故肾虚者，下焦之火虚也。《宣明五气》论云：下焦溢为水。以水注之，斯气窒而不泄，则溢而为水也。经曰：三焦病者，气满小腹尤坚，不得小便，溢则水留而为胀。惟张仲景制金匮肾气丸，补而不滞，通而不泄，诚治肿之神方。国朝薛立斋先生，屡用屡效，详载之医案中。余依其案，亲试之甚效，故敢详著焉。世有患此者，幸毋诞之乎。

金匮肾气丸

此方藏于《金匮玉函》

白茯苓三两　附子五钱　川牛膝一两　肉桂一两　泽泻一两　车前子一两　山茱萸一两　山药一两　牡丹皮二两　熟地四两

中满之病，原于肾中之火气虚，不能行水。此方内八味丸为主，以补肾中之火，则三焦有所禀命，浩然之气塞乎天地，肾气不虚而能行水矣。内有附子、肉桂辛热之品，热则流通，又火能生土，土实而能制水矣。内加牛膝、车前子二味，最为切当，考之《本草》云：车前子虽利小便，而不走气，与茯苓同功，强阴益精，令人有子；牛膝治老人失溺，补中续绝，壮阳益精。病人虚损，加而用之，方见《金匮要略》，故名金匮肾气丸。

前所论证治，乃脾肾两虚者。至于纯是脾虚之证，既以参芪四君为主，亦须以八味丸兼补命门火。盖脾土非命门火不能生，虚则补母之义，不可不知。

又有一等纯是阴虚者，其证腹大、脐肿、腰痛，两足先肿，小水短涩，喘嗽有痰，不得卧，甚至头面皆肿，或面赤口渴，但其人饮食知味，大便反燥。医见形肿气喘，水证标本之疾，杂用利水之药而益甚。殊不知，阴虚三焦之火旺，与冲脉之属火者同逆而上。由是水从火溢，上积于肺而嗽，甚则为喘呼不能卧，散聚于阴络而为跗肿；随五脏之虚者入而聚之，为五脏之胀。皆相火泛滥其水而生病也，以六味地黄加门冬、五味，大剂服之。余亲试有验，故录。

又有一等火郁者，其证口苦、胁痛、恶寒、目黄面黄、呕酸等证，须用逍遥散舒其郁，继以六味、肾气滋其阴。亦禁用分利。

噎膈

噎膈、翻胃、关格三者，名各不同，病原迥异，治宜区别，不可不辨也。噎膈者，饥欲得食，但噎塞迎逆于咽喉、胸膈之间，在胃口之上，未曾入胃，即带痰涎而出。若一入胃下，无不消化，不复出矣。唯男子年高者有之，少无噎膈。翻胃者，饮食倍常，尽入于胃矣，但朝食暮吐，暮食朝吐，或一两时而吐，或积至一日一夜，腹中胀闷不可忍而复吐，原物酸臭不化，此已入胃而反出，故曰翻胃。男女老少皆有之。关格者，粒米不欲食，渴喜茶水饮之，少顷即吐出，复求饮复吐；饮之以药，热药入口即出，冷药过时而出，大小便秘，名曰关格。关者，下不得出也；格者，上不得入也。唯女人多有此证。

论噎膈，丹溪谓得之七情六淫。遂有火热炎上之化，多升少降，津液不布，积而为痰为饮。被劫时暂得快，不久复作。前药再行，积成其热，血液衰耗，胃脘干槁。其槁在上，近咽之下，水饮可行，食物难进，食亦不多，名之曰噎；其槁在下，与胃为近，食虽可入，难尽入胃，良久复出，名之曰膈，亦曰反胃。大便秘少，若羊矢[①]然。必外避六淫，内节七情，饮食自养，滋血生津，以润肠胃，则金无畏火之炎，肾有生水之渐。气清血和，则脾气运健，而食消传化矣。丹溪之论甚妙，但噎膈、翻胃，分别欠明。余独喜其火热炎上之化、肾有生水之渐二句，深中病源。惜其见尤未真，以润血为主，而不直探乎肾中先天之原。故其立方，以四物中牛、羊乳之类，加之竹沥、韭汁化痰化瘀，皆治标而不治本也。岂知《内经》原无多语，唯曰：三阳结，谓之膈。三阳者，大肠、小肠、膀胱也。结，谓结热也。大肠主津，小肠主液，大肠热结则津涸，小肠热结则液燥；膀胱为州都之官，津液藏焉，膀胱热结，则津液竭。然而三阳何以致

---

① 矢：通"屎"。《左传·文公十八年》云："杀而埋之马矢之中。"

结热？皆肾之病也！盖肾主五液，又肾主大小便，肾与膀胱为一脏一腑，肾水既干，阳火偏盛，熬煎津液，三阳热结，则前后闭涩。下既不通，必反于上，直犯清道，上冲吸门喉咽，所以噎食不下也。何为水饮可入，食物难下？盖食入于阴，长气于阳，反引动胃口之火，故难入；水者，阴类也，同气相投，故可入。口吐白沫者，所饮之水，沸而上腾也。粪如羊矢者，食入者少，渣滓消尽，肠亦干小而不宽大也。此证多是男子年高五十以外得之，又必其人不绝色欲。潜问其由，又讳疾忌医，曰近来心事不美，多有郁气而然。予意郁固有之，或以郁故，而为消愁解闷之事，不能无也。此十有八九，亦不必深辨。但老人天真已绝，只有孤阳，只以养阴为主。王太仆云：食入即出，是无水也；食久反出，是无火也。无水者，壮水之主；无火者，益火之源。褚侍中云：上病疗下。直须以六味地黄丸料，大剂煎饮，久服可挽于十中之一二。又须绝嗜欲、远房帏、薄滋味，可也。若曰温胃，胃本不寒；若曰补胃，胃本不虚；若曰开郁，香燥之品适以助火。《局方发挥》已有明训。河间刘氏下以承气，咸寒损胃，津液愈竭。无如补阴，焰光自灭。世俗不明，余特详揭。

论反胃，《金匮要略》云：趺阳脉浮而涩，浮则为虚，涩则为伤脾。脾伤则不磨，朝食暮吐。暮食朝吐，宿食不化，名曰反胃。予阅《函史列传》有一医案云：病反胃者，每食，至明日清晨皆出不化。医以暖胃药投之罔效，脉甚微而弱。有国工视之，揆诸医所用药，无远于病而不效，心歉然未有以悟也。读东垣书，谓吐有三证，气、积、寒也。上焦吐者从气，中焦吐者从积，下焦从寒。今脉沉而迟，朝食暮吐，暮食朝吐，小便利，大便秘，此下焦吐也。法当通其闭、温其寒，乃遂跃然。专治下焦，散其寒，徐以中焦药和之而愈。观此可见，下焦吐者乃命门火衰，釜底无薪，不能蒸腐胃中水谷，腹中胀满，不得不吐也。王太仆所谓食久反出，是无火也是矣。须用益火之源，先以八味地黄丸补命门火，以扶脾土之母，徐以附子理中汤理中焦，万举万全。不知出此，而徒以山楂、神曲平胃化食，适以速其亡也。

论关格者，忽然而来，乃暴病也。大小便秘，渴饮水浆，少顷则吐，又饮又吐。唇燥，眼珠微红，面赤或不赤，甚者或心痛或不痛。自病起，粒米不思、滴水不得下胃，饮一杯吐出怀半，数日后脉亦沉伏。此寒从少阴肾经而入，阴盛于下，逼阳于上，谓之格阳之证，名曰关格。关格者，不得尽其命而死矣。须以仲景白通汤，用《内经》寒因热用之法。经曰：若调寒热之逆，冷热必行，则热物冷服。下咽之后，冷性既除，热性始发。由是病气随愈，呕哕皆除，情且不违，而致大益。此和人尿、猪胆汁咸苦寒之物于白通汤中，要其气相从，可以去拒格之寒也。服药后，脉渐出者生，脉乍出者死。陶节庵《杀车槌》中，有回阳反本汤极妙。愈后须以八味丸常服，不再发。

又有一种肝火之证，亦呕而不入。但所呕者酸水，或苦水，或青蓝水，惟大小便不秘，亦能作心痛。此是火郁、木郁之证。木郁则达之，火郁则发之。须用茱、连浓煎，细细呷之，再服逍遥散而愈。愈后须以六味丸调理。

泻利并大便不通

脏腑泻利，其证多端，大抵皆因脾胃而作。东垣先生制《脾胃论》一篇，专以补中益气汤升提清气为主。其间治脾泄之证，庶无余蕴矣！特未及乎肾泄也。是故以其湿也，利水以分之；以其风也，助风以平之。以其实也，下之；以其虚也，补之。寒则温之，热则清之；有食者化之，有积者祛之。凡五行之相胜，与六气之加临，莫不以生克制化之法治之。然而，经年经月不得一效者，何耶？仲景云：下利不止，医以理中汤与之，利益甚。理中者，理中焦也。此利在下焦，当以理下焦法则愈矣。昔赵以德有云：予闻先师言泄泻之病，其类多端。得于六淫五邪、饮食所伤之外，复有杂合之邪，似难执法而治。乃见先师治气暴脱而虚，顿泻不知人事，口眼俱闭，呼吸甚微几欲绝者，急灸气海，饮人参膏十余斤而愈。治积痰在肺，致其所合大肠之气不固者，涌出上焦之痰，则肺气下降，而大肠之虚自复矣。治忧思太过，脾气结而不能升举，陷入下焦而成泄泻者，开其郁结，补其脾胃，使谷气升发也。治阴虚而肾不能司禁固之权者，峻补其肾而愈也。凡此之类甚多，因问先生治病何神也？先生曰：无他，圆机活法，《内经》熟，自得之矣。

经曰：肾主大小便。又曰：肾司开阖。又曰：肾开窍于二阴。可见肾不但主小便，而大便之能开而复能闭者，肾操权也。今肾既虚衰，则命门之火熄矣。火熄则水独治，故令人多水泻不止。其泻每在五更天将明时，必洞泄二三次。此其故何也？盖肾属水，其位在北，于时为亥子。五更之时，正亥子水旺之秋，故特甚也。惟八味丸以补真阴，则肾中之水火既济，而开阖之权得宜。况命门之火旺，火能生土，而脾亦强矣，故古方有椒附丸、五味子散，皆治肾泄之神方，不可不考也。考之《薛案》云：脾胃虚寒下陷者，用补中益气汤，加木香、肉果、补骨脂；若脾气虚寒不禁者，用六君子汤加炮姜、肉桂；若命门火衰，脾土虚寒者，用八味丸；若脾胃气血俱虚者，用十全大补汤，送四神丸；若大便滑利，小便闭涩，或肢体渐肿，喘嗽唾痰，为脾肾亏损，宜金匮加减肾气丸。

秦越人《难经》有五泄之分，曰胃泄、曰脾泄、曰大肠泄、曰小肠泄、曰大瘕泄。夫所谓大瘕泄者，即肾泄也。注云：里急后重，数至圊而不能便，茎中痛。世人不知此证，误为滞下治之，祸不旋踵。滞下，即今所谓痢疾也。此是肾虚之证，欲去不去，似痢非痢，似虚努而非虚努。盖痢疾后重，为因邪压大肠坠下，故大肠不能升举而重，治以大黄、槟榔辈，泻其所压之邪而愈。又有久泻大肠虚滑，元气下陷，不能自收而重，乃用粟壳等涩剂，以固其脱、升其坠而愈。其虚坐努责，此痢后积已去尽，无便而但虚坐耳。此为亡血过多，倍用归、芎以和之而愈。惟肾虚后重者，亦数至圊而不能便，必茎中痛，或大便不能得而小便先行而涩，或欲小便而大便反欲去而痛。独褚氏《精血论》中云：精已耗而复竭之，则大小便道牵痛，愈痛则愈便，愈便则愈痛。须以补中益气汤倍升麻，送四神丸，又以八味地黄丸料，加五味、吴茱萸、补骨脂、肉豆蔻，多服乃效。此等证候，以痢药致损元气，肢体肿胀而毙者，不可枚举。肾既主大小便而司开阖，故大小便不禁者责之肾。即此推之，然则大便不通者，独非肾乎？《金匮真言论》云：北方黑色，入通于肾，开窍于二阴。故肾气虚则大小便难，宜以地黄、苁蓉、车前子、茯苓之属补其阴，利水道，少佐辛药开腠理、致津液而润其燥。洁古云：脏腑之秘，不可一概治疗。有热秘，有冷秘，有实秘，有虚秘，有风秘，有气秘。老人与产后，及发汗、利小便过多，病后气血未复者，皆能成秘。禁用硝、黄、巴豆、牵牛等药。世人但知热秘，不知冷秘。冷秘者，冷气横于肠胃，凝阴固结，津液不通，胃气闭塞。其人肠内气攻，喜热恶冷，宜以八味地黄丸料，大剂煎之，冷饮即愈。或《局方》半硫丸，碾生姜，调乳香下之。或海藏已寒丸，俱效。海藏云：已寒丸虽热，得芍药、茴香润剂引而下之，阴得阳而化，故大小便自通。如遇春和之阳，水自消矣，然不若八味丸更妙也。

东垣云：肾主五液，津液盛则大便如常。若饥饱劳役损伤胃气，及食辛热厚味而助火，邪伏于血中，耗散真阴，津液亏少，故大肠结燥。又有老年气虚，津液衰少而结者。肾恶燥，急食辛以润之是也。予尝体法东垣之论，不用东垣之方，如润肠丸、润燥汤、通幽散之类俱不用，惟用六味地黄丸料煎服自愈。如热秘而又兼气虚者，以前汤内加参、芪各五钱立愈，此因气虚不能推送，阴虚不能濡润故耳。以上治法，予尝亲试而必验，且又不犯大黄、桃仁、枳壳等破气破血之禁，可以久服，永无秘结。故表而出之。

或问曰：何为不用四物汤？曰：四物汤特能补血耳。此是先天津液不足，故便难。经曰：大肠主津，小肠主液。又曰：肾主五液。津、液皆肾水所化，与血何干？故不用四物汤。或又问曰：如干结之甚，硝 黄亦可暂用否？曰：承气汤用硝、黄，乃为伤寒从表入里，寒变为热，热入三阴，恐肾干枯，故用硝 黄以逐去外邪，急救肾火。余独禁用者，乃是论老人、虚人及病后人。肾水原不足以致干枯，若再用硝、黄等药以下之，是虚其虚。今日虽取一时之快，来日必愈结；再下之，后日虽铁石亦不能通矣。倘有患此者，当劝慰之，勿令性急，以自取危殆。况老人后门固者，寿考[1]之征，自是常事。若以六味、八味常服，永保无虞。

小便不通并不禁

溲溺不通，匪细故也。小腹急痛，状如覆碗，奔迫难禁，期朝[2]不通，便令人呕，名曰关格。又曰不通而毙矣。今人一见此证，却用五苓散

---

① 寿考：长寿。
② 期朝：一昼夜。

之外，束手待毙。若盐熨丹田，蝼蛄、田螺罨脐之法，抑末①也。

若津液偏渗于肠胃，大便泄泻而小便不通者，宜五苓分利之；若水停心下，不能下输膀胱者，亦用五苓渗泄之；若六腑客热，转于下焦而不通者，用益元散以清之；若气迫闭塞，升降不通者，宜升麻以提之，或探吐之。譬如水注之气，上窍开而下窍通也。

经曰：膀胱者，州都之官，津液藏焉，气化则能出矣。又曰：三焦者，决渎之官，水液出焉。可见，膀胱但能藏水，必待三焦之气化方能出水。有服附子热药太过，消尽肺阴，气所不化，用黄连解毒而通者；有用茯苓陈皮甘草汤，送下木香、沉香末而通者。此皆气化之验也。以上治法，皆有余之证，谓膀胱中原有水，或为热结，或气秘，有水可通而通之也。至于不足之证，乃虚劳汗多，五内②枯燥，脂膜既去，不能生津，膀胱中原无水积而欲通之，如向乞人而求食，已穷而益穷矣。故东垣分在气在血而治之，以渴与不渴辨之。如渴而小便不利，此属上焦气分。水生于金，肺热则是清化之源绝矣。当于肺之分助其秋令，水自生焉。如天令至秋，白露降，须用清金之药，如生脉散之类为当。又有脾虚者，盖因饮食失节，伤其胃气，陷于下焦。经所谓脾胃一虚，令人九窍不通，用补中益气汤。以参、芪甘温之品，先调其胃气；以升、柴从九原③之下而提之，则清升而浊自降矣。清肺者，隔二之治也；补脾者，隔三之治也。东垣虚则补母之妙用类如此，此皆滋后天之化源者。如不渴而小便不利，此属下焦血分。下焦者，肾与膀胱也，乃阴中之阴。阴受热，闭塞其下流。经曰：无阳则阴无以生，无阴则阳无以化。若淡渗之药，乃阳中之阴。非纯阴之剂，阳何以化？须用滋肾丸。此气味俱阴，乃阴中之阴也。东垣先生治一人，目睛突出，腹胀如鼓，膝以上坚硬，皮肤欲裂，饮食不下，便秘急危者，精思半夜而得之，投之即愈。此是阴虚阳无以化也。盖至于真阳、真阴虚者，东垣未之论。如有真阴虚者，惟六味地黄以补肾水，滋肾丸又所当禁。黄柏、知母，恐其苦寒泄水，又忌淡味渗泄之药。有真阳虚

---

① 末：无关根本之事，小事。

② 五内：指五脏。

③ 九原：九州之土。这里指下焦部分。

者，须八味丸。褚氏云：阴已痿而思色以降其精，则精不出而内败，小便道涩如淋；精已耗而复竭之，则大小便道牵痛。愈痛则愈便，愈便则愈痛。戴氏云：有似淋非淋，便中有如鼻涕之状，此乃精溺俱出，精塞溺道，故欲出不能而痛，宜大菟丝子丸、鹿茸丸。戴氏亦得褚氏之法也。若至于转筋、喘急欲死，不问男女、孕妇、产后，急用八味丸料煎饮，缓则不救。或疑桂、附辛热，不敢轻用，岂知肾气虚寒，水寒水冻之义，得热则流通，舍此更有何物能直达膀胱，而使雪消春水来耶？

丹溪治一老人患小便不利，因服分利之药太过，遂致秘塞，点滴不出。予以其胃气下陷，用补中益气汤，一服而通。因先多用利药，损其肾气，遂致通后遗尿一夜不止，急补其肾，然后已。凡医之治是证者，未有不用泄利之剂，谁能顾其肾气之虚哉！予特表之，以为世戒。

后若有善法丹溪者，已明知其肺虚矣，乃以补中益气汤送肾气丸，岂不上下相须、子母相益耶？《灵枢》言：手太阴之别，名曰列缺。其病虚则欠缺，小便遗数。肺为上焦，通调水道，下输膀胱。肾又上连肺，故将两脏是子母也。母虚子亦虚，自然之理。东垣云：小便遗失，肺金虚也，宜安卧养气，禁劳役，以黄芪、人参之类大补之，不愈，当责之肾。经曰：膀胱不约为遗尿。仲景云：下焦竭，则遗溺、失便。又云：下焦不归，则遗溲。盖下焦在膀胱上口，主分别清浊、溲小便。下焦不归其部，不能约制溲便，故遗溺。大抵天暖衣厚则多汗，天冷衣薄则多溺，多溺者寒也。至于不禁，虚寒之甚，非八味丸不效。古方如菟丝子丸、鹿茸散、二气丹，俱可选用。戴氏云：睡着遗尿者，此亦下元冷，小便无禁而然，宜大菟丝子丸，猪胞炙碎，煎汤下。凡遗尿皆属虚。刘河间谓：热甚，客于肾部，干于足厥阴之经，廷孔[①]郁结，甚而气血不能宣通则痿痹，神无所用，故津液渗入膀胱，而旋溺遗失，不能收禁也。即《内经》淫气遗溺，痹聚在肾，此系热证，不可不知。考之薛按，有因劳发热作渴，小便自遗，或时闭涩。余作肝火血虚，阴挺不能约制。午前补中益气汤加山药、山茱，午后六味丸，月余悉退。

---

① 廷孔：尿道口。

大抵不禁之病，虚寒多而实热少。倘以虚证误投泻火，顷刻危殆，慎之！慎之！

梦遗并滑精

治以肾、肝为主。经曰：阴阳之要，阳密乃固，阳强不能密，阴气乃绝。阴平阳秘，精神乃治。阴阳离决，精气乃绝。夫所谓阳强者，乃肝肾所寄之相火强也；所谓阴绝者，乃肾中所藏之真阴绝也。肾为阴，主藏精；肝为阳，主疏泄。是故肾之阴虚，则精不藏；肝之阳强，则火不秘。以不秘之火，加临不藏之精，除不梦，梦即泄矣。或问曰：何故不为他梦，而偏多淫梦耶？曰：《灵枢经·淫邪发梦》篇云：厥气客于阴器，则梦接纳。盖阴器者，泄精之窍，主宗筋。足太阴、阳明、少阴、厥阴之筋，与夫冲、任、督三脉之所会，诸筋皆结聚于阴器，而其中有相火寄焉。凡平人入房而强于作用者，皆此相火充其力也。若不接纳，不与阴气合，则精不泄。一接纳，与阴相合，则三焦上下内外之火，翕然而下从，百体玄府悉开，其滋生之精尽趋于阴器以泄，而肾不藏矣。若其人元精坚固者，淫气不能摇，久战而尚不泄，况于梦乎？纵相火动而成宵梦，梦亦不遗，此谓阴平阳秘，无病人也。今人先天禀赋原虚，兼之色欲过度，以致肾阴衰惫，阴虚则相火动。相火之系，上系于心为君火，感物而动，动则相火翕然而随，虽不交会，而精已离其位，即客于阴器间矣。夜卧时，当所寄之相火一遇，与接纳时与阴气相合同，故卧而即梦，梦而即遗也。若肾不虚，则无复是梦，梦亦不遗矣。故治是证者，先以肾肝为主。或问曰：阴虚火动而梦遗，服丹溪补阴丸以滋阴降火，则证与药相对，每依法服之，而不效何也？曰：此未得丹溪滋阴之本意也。盖《丹溪心法》第一方，原以肾气丸为滋阴之要药也。今人不会其意，以黄柏、知母为君，概用坎离丸固本之类。凡此俱是沉寒泻火之剂，苦寒极能泻水，肾有补而无泻，焉能有裨于阴哉！独薛立斋发明丹溪之所未发，专用六味地黄，以补肾而治梦遗屡效。纵有相火，水能滋木，水升而木火自息矣。倘有脾胃不足，湿热下流者，以前丸为主，煎服补中益气汤以升提之。有用心过度，心不能主令，而相火代事者，亦以前丸为主，而兼用归脾汤。有命门火衰，元精脱陷，玉关①不闭者，急用八味丸或用金锁正元丹以壮真阳，使之涵乎阴精而不泄。此其大略也。

归脾汤

人参　茯神　黄芪　白术　龙眼肉　酸枣仁炒，研。各二钱半　木香　炙甘草各五分

用水二钟，生姜二钱，大红枣一枚，煎一钟服。薛新甫加当归、远志各一钱，亦妙。

昔赵以德云：予治郑鲁叔，二十余岁，攻举子业，四鼓犹不卧，遂成此病。卧间玉茎但着被与腿，便梦交接脱精，惟悬空不着则不梦。饮食日减，倦怠少气。此用心太过，二火俱起，夜不得睡，血不归肝，肾水不足，火乘阴虚入客下焦，鼓其精房，则精不得聚藏而欲走。因玉茎着物，犹厥气客之，故作接纳之梦。于是上补心安神，中调脾胃升其阳，下用益精生阴固阳之剂，近三月乃痊。

昔吴荥山有治遗精得法论治。一男子，因病后用心过度，遂梦遗，多痰，瘦削。诸医以清心莲子饮久服无效。吴诊其脉紧涩，知冷药利水之剂太过，致使肾气独降，服此愈剧矣。随用升提之法，升坎水而济离火，降阳气而滋阴血，次用鹿角胶、人乳填补精血，逾月痊愈。因思梦遗多端，难作一途施治。有因用心积热而泄者，有因多服门冬、茯苓、车前、知母、黄柏冷利之药而泄者，有久泄玉门不闭而泄者。治疗之法：积热者，当清心降火；冷利者，温补下元；肾气独降者，当升提，使水火交而坎离定位。

上二案，皆以肾为主，而兼治心、脾者也。独有一等，肾不虚而肝经湿热火旺者，茎中作痛，筋急缩，或作痒，或肿，或挺纵不收，白物如精，随溺而下，此筋疝也，宜用龙胆泻肝汤。张子和曰：遗溺、闭癃、阴痿、脬肿、精滑、白淫，皆男子之疝也。若血涸不月，月罢腰膝上热，足躄，咽干，癃闭，而小腹有块，或定或移，前阴突出，后阴痔漏，此女子之疝也。惟女子不曰疝而曰瘕。

---

① 玉关：指男子阴器，下文"玉门"义同。

后天要论

补中益气汤

补中益气汤

黄芪一钱　当归　人参　炙甘草　陈皮　升麻　柴胡　白术

此方东垣所制，治内伤之方。古方只有黄芪一钱，其余各三分。薛立斋常用参、芪各钱半，白术一钱，当归一钱，陈皮七分，升、柴各五分。进退加减，神应无穷。如病甚者，参、芪或三钱、五钱，随证加用。凡脾胃喜甘而恶苦，喜补而恶攻，喜温而恶寒，喜通而恶滞，喜升而恶降，喜燥而恶湿，此方得之。

或问曰：古今称补中益气汤为万世无穷之利，其义云何？曰：此发前人之所未发，继仲景、河间而立，意义深远也。世人一见发热，便以外感风寒暑湿之邪，非发散邪从何处解？又不能的见^①风寒暑湿对证施治，乃通用解表之剂，如九味羌活汤、败毒散、十神汤之类，甚则凉膈、白虎，杂然并进，因而致毙者多矣。东垣深痛其害，创立此方，以为邪之所凑，其气必虚，内伤者多，外感者间有之。纵有外邪，亦是乘虚而入，但补其中，益其气，而邪自退^②，不必攻邪。攻则虚者愈虚，而危亡随其后矣。倘有外感，而内伤不甚者，即于本方中酌加对证之药，而外邪自退。所谓仁义之师无敌于天下也。至于饮食失节，劳役过度，胃中阳气自虚，下陷于阴中而发热者，此阳虚自病，误作外感而发散之，益虚其虚矣。为害岂浅

---

① 的见：明确辨别。

② 退：此后原衍"听"字，据吕本删。

哉？又有一种内伤真阴而发热者，与内伤阳气相似，此当补真阴，非四物汤之谓，又非坎离丸之类，详见《先天要论》中者。心肺在上，肾肝在下，脾胃处于中州，为四脏之主气者。中焦无形之气，所以蒸腐水谷，升降出入，乃先天之气，又为脾胃之主。后天脾土，非得先天之气不行。是方盖为此气因劳而下陷于肾肝，清气不升，浊气不降。故用升麻使由右腋而上，用柴胡使由左腋而上，非借参芪之功，则升提无力。是方所以补益后天中之先天也。

或问曰：余见先生动辄以先天、后天立论。余考之《易》中先天、后天之图，乾南、坤北、离东、坎西等卦位，于医道中甚无所合，而先生屡言之不已，其义云何？曰：怪乎，子之问也！余所谓先天者，指一点无形之火气也；后天者，指有形之体，自脏腑及血肉、皮肤，与夫涕唾、津液皆是也。既曰先天，此时天尚未生，何况有乾南坤北八卦对待之图乎？曰：然则伏羲此图，何为而设也？余曰：此非先天之图，乃中天八卦之图。天位乎上，地位乎下；日出乎东，水源于西；风雨在天上，山雷在地下；人与万物位乎中。余尝见邵子排列如此。有中天八卦数。其当今所用者，止一文王后天图：出乎震，齐乎巽，相见乎离，致役乎坤[①]，悦言乎兑，战乎乾，劳乎坎，成乎艮。以春秋、昼夜、十二时相配，因以定阴阳、决生死，推而天文、地理、星相、医卜，无一不以此图为则。至于先天者，无形可见，即《易》中帝出乎震之帝；神也者，妙万物而为言之神是也。帝与神，即余《先天要论》中所称真君、真主。本系无形，不得已而强立此名，以为主宰先天之体，以为流行后天之用。东垣先生独会其宗，而于补中益气方中用柴胡、升麻者，正以升发先天之气于脾土之中，真万世无穷之利，余所以谆谆为言也。盖人身以脾胃为主，人皆知之；而先天隐于无形者，举世置而弗论。故余既立《先天要论》矣，后于《后天论》中发明东垣《脾胃论》，亦用先天无形者为主。读《脾胃论》者，读至人受水谷之气以生，所谓清气、营气、卫气、元气、谷气、春升之气，

---

① 致役乎坤：即万物努力成长于"坤"。《周易·说卦》云："坤也者，地也，万物皆致养焉，故曰：致役乎坤。"役，事也；"致役"犹言"致力用事"。

皆胃气之别名，则可见矣。饮食入胃，犹水谷在釜中，非火不熟。脾能化食，全借少阳相火之无形者在下焦蒸腐，始能运化也。此时若用寒凉之药，饮食亦不运化矣。盖脾胃中之火，土中之火，纳音所谓炉中火，养炉中火者，须频加煤炭。盖以热灰温养其火，而火气自存。一经寒水便成死灰，将以何者蒸腐水谷？以何者接引灯烛？举目皆地狱光景，可不戒哉！

经曰：劳者温之，损者温之。正取温养之义也。

东垣曰：岐伯曰有所劳倦，形气衰少。谷气不盛，上焦不行，下脘不通，而胃气热，热气熏胸中故内热。《举痛论》云：劳则气耗。劳则喘且汗出，内外皆越，故气耗。夫喜怒不节，起居不时，有所劳伤，皆损其气。气衰则火旺，火旺则乘其脾土。脾主四肢，故困热无气以动，懒于语言，动作喘乏，表热自汗，心烦不安。当病之时，宜安心静坐，以养其气。以甘寒泻其热火，以酸味收其散气，以甘温补其中气。经言劳者温之，损者温之是也。《金匮要略》云：平人脉大为劳，脉极虚亦为劳。夫劳之为病，其脉大，手足烦热，春夏剧，秋冬瘥，以黄芪建中汤治之。此亦温之之意也。盖人受水谷之气以生，所谓清气、营气、元气、卫气、春升之气，皆胃气之别名也。夫胃气为水谷之海，饮食入胃，游溢精气，上输于脾；脾气散精，上归于肺，通调水道，下输膀胱；水精四布，五经并行，合于四时五脏阴阳，揆度以为常也。若饮食失节，寒温不适，脾胃乃伤；喜怒忧恐，损耗元气，脾胃气衰。元气不足，而火独盛。火者，阴火也，起于下焦，元气之贼也。壮火食气，少火生气，火与元气不两立，一胜则一负。脾胃气虚，则下流肝肾，名曰重强①。阴火得以乘其土位，故脾证始得，则气高而喘、身热而烦，其脉洪大而头痛。或渴不止，其皮肤不任风寒而生寒热。盖脾胃之气下流，使谷气不得升浮，是春生之令不行，则无阳以护其荣卫，遂不任风寒而生寒热。此皆脾胃之气不足所致也。然与外感风寒之证颇同而实异。内伤脾胃，乃伤其气；外感风寒，乃伤其形。伤其外则有余，有余者泻之；伤其内则不足，不足者补之。汗之、下

---

① 重强：指因脾虚不能输养四肢而出现四肢不举、九窍不通等脏器失调的病证。重，指脏气重叠；强，谓气不和顺。

之、吐之、克之之类，皆泻也；温之、和之、调之、养之之类，皆补也。内伤不足之病，苟误认作外感有余之证，而反泻之，则虚其虚也。实实虚虚，如此死者，医杀之耳！然则奈何？唯当以辛甘温剂补其中而升其阳，则愈矣。经曰：劳者温之，损者温之。又曰：温能除大热。大忌苦寒之药，损其脾胃。今立补中益气汤主之。夫因饥饱劳役损伤脾胃，或专因饮食不调，或专因劳力过度，或饥饱之后加之劳力，或劳力之后加之饥饱，皆为内伤。脾胃一虚，肺气先绝，故用黄芪以益皮毛而闭腠理，不令自汗损其元气；上喘气短，人参以补之；心火乘脾，须炙甘草之甘以泻大热，而补脾胃中元气。若脾胃急痛，并大虚腹中急缩者，宜多用之。经曰：急者缓之。白术苦甘温，除胃中热，利腰脐间血。胃中清气在下，必加升麻、柴胡以引之，引黄芪、甘草甘温之气味上升，能补卫气之散解而实其表也，又缓带脉之缩急。二味皆苦平，味之薄者，阴中之阳，引胃中清气升于阳道，及诸经生发之气以滋春气之和也。气乱于胸中，为清浊相干，用去白陈皮以理之，清升而浊自降矣。胃气虚不能升浮，为阴火伤其生发之气。荣血大亏，荣气不营，阴火炽起，日渐熬煎，血气日减。心主血，减则心无所养，致使心乱而烦，故以当归和之。如烦犹未止，加服地黄丸以补肾水，水旺而心火自降。以手扪之而肌表热者，表证也，只服补中益气汤一二服，得微汗则已。非止发汗，乃阴阳气和，自然汗出也。

如精神短少，倍加人参、五味子。

如头痛，加蔓荆子。

如头痛、有痰、沉重，乃太阴痰厥头痛，加半夏、天麻。

如腹中痛者，加白芍药；如恶寒、冷痛，更加桂心；如恶热、喜寒、热痛，更加黄连。

如腹中痛、恶寒而脉弦者，是木来克土也，小建中汤主之，盖芍药味酸，于土中泻木，为君。如脉沉细、腹痛，以理中汤主之。干姜味热，于土中泻水，以为主也。

脐下痛者，加熟地黄；如不已，乃大寒也，更加肉桂。凡小腹痛，多属肾气奔豚，惟桂泄奔豚，故加之。

如胁痛，或胁下缩急，俱加柴胡、芍药。

如体重、肢节痛，或腹胀、自利，脉来濡缓者，湿胜也，加苍术、厚朴主之。如风湿相搏，一身尽痛，加羌活、防风、藁本，别作一服。病去勿再服，以诸风药损人元气也。

如冬月恶寒、发热、无汗、脉浮而紧，本方加麻黄、桂枝加麻黄五分，用参、芪各一钱。如冬月恶风发热，有汗，脉浮而缓，加桂枝、芍药。伤寒必恶寒，伤风必恶风，伤食必恶食。伤寒恶寒，烈火不能热，重绵不能温；内伤者，得就暖处，着绵温火，便不恶矣。内伤饮食，口不知味，不思饮食；伤寒者，虽不能食，未尝不知味也。劳力内伤者，身体沉重，四肢困倦，百节烦疼，心满气短，懒于言语；若伤寒者，太阳则头痛，少阳则胁痛，阳明则目痛，不若内伤之怠惰嗜卧也。伤寒发热，拂拂如羽毛之热，热在皮毛；内伤者，肌体壮热，扪之烙手。

右手气口脉大于左手人迎三倍。其气口脉急大而数，时一代而涩。涩是肺之本脉，代是气不相接，乃脾胃不足之脉。大是洪大，洪大而数，乃心脉刑肺。急是弦急，乃肝木挟心火克肺金也。其右关脉属脾，比五脉独大而数，数中时显一代，此不甚劳役，是饮食不时，寒温失所，胃脉损弱，隐而不见，惟内显脾脉如此。若外伤，人迎脉大于气口也。

东垣以手扪热有三法：以轻手扪之则热，重按之则不热，是热在皮毛、血脉也；重按筋骨之间则热蒸手，轻摸之则不热，是热在骨髓也；轻手扪之不热，重手按之亦不热，不轻不重按之而热者，是热在筋骨之上、皮毛血肉之下，乃热在肌肉。肌肉间热者，正内伤劳倦之热也。若余于内伤真阴者，以手扪热亦有二：扪之烙手，骨中如炙者，肾中之真阴虚也；扪之烙手，按之筋骨之下，反觉寒者，肾中真阳虚也。面必赤者，阴盛于下，逼阳于上也；口必渴者，肾水干枯，引水自救也。若口吐痰多如清水者，肾水泛上为痰，口必不渴也；口咯痰如沫者，水沸为痰，阴火熬煎，口必渴也。腰胁痛者，肾肝虚也；足心如烙者，涌泉涸竭也；膝以下冷者，命门衰绝，上气必喘也；尺脉必数者，阴火旺也；尺脉数而无力，或欲绝者，真阳衰也。骨痛如折者，肾主骨，肾衰乘火也。此阳虚、阴虚之辨，而阴虚之中，又有真阴、真阳之不同，其治法详于《先天论》中。

或问曰：丹溪云东南之人，阳气易以升，不可服补中益气汤。当今江以南之人，果尽不当服乎？曰：此东南指人之脏腑而言也。盖东方属肝，南方属心。肝与心有火者，不可服，恐木火愈旺也。若黄帝起四方之问，岐伯有四治之能，此东南西北方指地位也。既不可服东南二方之剂，其人上盛者必下虚，其肾气大虚矣，急须填补北方先天之元气为要。总而言之，先天、后天不得截然两分。上焦元阳不足者 下陷于肾中也，当取之至阴之下；下焦真阴不足者 飞越于上部也，焉可不引而归原耶！是以补中益气汤与肾气丸并用，朝服补阳，暮服补阴，互相培养。但先后轻重之分。明者知之，不必详述。'

　　或问：肾气丸中，以地黄为君，恐其泥膈，或于脾胃有妨乎？曰：肾气丸中尽是肾经的药，并无一味脾胃药杂其中，径入肾经，焉能泥膈？凡用药须要分得阴阳、水火清净，如朝廷有六部，一部有一部之事，一部有一部用事之人。今欲输纳钱粮，而可与天曹用事之人同议乎？曰：若如所言，予正谓肾经水部，不可与脾经户部相杂之谓耳。曰：余所谓不杂者，谓肾水药中不可杂脾土药，脾胃药中不得杂肾经药。如四君子汤，脾经药也，杂地黄其中，则泥膈矣；八味地黄丸，肾经药也，加人参则杂矣。若论肾与脾胃，水土原是一气，人但知土之为地，而不知土亦水也。自天一生水，而水之凝成处始为土，土之坚者为石。此后天卦位，坎之后，继之艮，艮为山、为土。艮土者，先天之土，水中之主也。土无定位，随母寄生，随母而补。故欲补太阴脾土，先补肾中少阳相火。若水谷在釜中，非釜底有火则不熟。补肾者，补肾中火也，须用八味丸。医不达此，而日从事于人参、白术，非探本之术。盖土之本，初原是水也。世谓补肾不如补脾，余谓补脾不如补肾。

伤饮食

　　《阴阳应象论》云：水谷之寒热，感则害人六腑。是饮食之伤，伤于寒热也。《痹论》云：饮食自倍，肠胃乃伤。是饮食之伤，自伤于饥饱也。古人治法，分上、中、下三等而治之。在上者因而越之，瓜蒂散之类主之；中者消化，神曲、麦芽、山楂、三棱、广茂①之类主之；在下者引而竭之，硝、黄、巴豆、牵牛、甘遂之类主之。古人又分寒热而治之：伤热物者，以寒药治之；伤寒物者，以热药治之。如伤冷物二分、热物一分，则用热药二停②、寒药一停，若备急丸是也。予意当随证加减。大抵饮食之病，伤寒物一边居多。以上法门，未必可为典要也。

当今方家，以平胃散为主出入增减，亦可为脾胃之准绳。平胃者，胃中有高阜，则使平之。一平即止，不可过剂，过剂则平地反成坎矣。今人以平胃散为常服补剂者，误也，不若枳术丸为胜。夫枳术丸乃洁古老人所制，用枳实一两，白术二两，补药多于消药，先补而后消。以荷叶裹饭，烧熟为丸。盖取荷叶色青，得震卦之体，有仰盂之象，中空而清气上升。烧饭为丸，以助谷气。谓洁古枳术一方，启东垣末年之悟，补中益气自此始也。但洁古专为有伤食者设，今人以此丸为补脾药，朝服暮饵，更有益之橘、半、香、砂者，则又甚矣。吾恐枳实一味，有推墙倒壁之功，而人之肠胃中，既已有伤，墙壁不固，能经几番推倒乎？

至若山楂、神曲、麦芽三味，举世所常用者，余独永弃。盖山楂能化肉积，凡年久母猪肉煮不熟者，入山楂一撮，皮肉尽烂。又产妇儿枕痛者，用山楂二十粒，砂糖水煎一碗服之，儿枕立化。可见其破气又破血，不可轻用。曲蘖者，以米与水在瓷缸中，必借曲以酿成酒，必借蘖以酿成糖。脾胃在人身，非瓷缸比，原有化食之能，今食不化者，其所能者病也。只补助其能而食自化，何必用此消克之药哉！大凡元气完固之人，多食不伤，过时不饥。若夫先因本气不足，致令饮食有伤矣，前药一用，饮食虽消，但脾既已受伤，而复经此一番消化，愈虚其虚。明后日食复不化，犹谓前药已效，药力欠多，汤丸并进。辗转相害，羸瘦日增，良可悲哉！余痛心此弊，因申言之。凡太平丸、保和丸、肥儿丸之类，其名虽美，俱不用。盖名之美者，其药必恶。故以美名加之，以欺人耳目，非大方家可用也。故医有贪贱之医，有富贵之医。膏粱之子弟，与藜藿之民不

---

① 广茂：莪术的别称之一。
② 停：总份数中的一份。

同；太平之民，与疮痍之民不同。乡村闾巷，顽夫壮士，暴有所伤，一服可愈；若膏粱子弟，禀受虚弱，奉养柔脆，概以此术施之，贻害不小。夫有医术，有医道。术可暂行一时，道则流芳千古。有古方，有今方，有圣方，有俗方，余以为今人不如古人，不敢自立一方。若脾胃，惟东垣为圣，择而用之，以调中益气、补中益气二方，因人增减。真知其寒物伤也，本方中加热药，如姜、桂之类；热物伤也，加黄连之类。真知有肉食伤也，加山楂数粒；酒食伤也，加葛花一味，随证调理。此东垣之法，方士之绳墨也。然以寒治热而热不去，以热治寒而寒不除奈之何？经曰：寒之不寒，是无水也；热之不热，是无火也。壮水之主，益火之源，此东垣之未及也。

如有食填太阴，名曰食厥者，上部有脉，下部无脉，不治则死。急以阴阳盐汤，探吐其物即愈。如有食积，肠腹绞痛，手不可按者，不得不下。审知其为寒积，必用巴豆感应丸；审知其为热积，必用大黄承气汤。下之不当，死生立判，慎之哉！

昔张子和动辄言下，盖下之当也。仲景三承气，审之详密，可下、不可下、急下，分毫不爽。如下血积，必用桃仁、红花；下水必用牵牛、甘遂；下水中之血，必用虻虫、水蛭。今人畏而不敢下者，不明之罪小；无忌而妄用者，杀人之罪大。医司人命，岂易言哉？

何柏斋云：造化生物，天地水火而已。主之者天，成之者地也。故曰：乾知大始，坤作成物。至于天地交合变化之用，则水火二气也。天运水火于地之中，则物生矣。然水火不可偏盛，太旱物不生，火偏盛也；太涝物亦不生，水偏盛也。水火和平而物生，自然之理。人之脏腑，以脾胃为主。盖饮食入于胃而运以脾，犹地之土也。然脾胃能化物，实由于水火二气，非脾所能也。火盛则脾胃燥，水盛则脾胃湿，皆不能化物，乃生诸病。制其偏而使之平，则治之之法也。

愚按：制其偏而使之平一句，甚好。所谓制者，非去水去火之谓。人身水火，原自均平，偏者病也。火偏多者，补水配火，不必去火；水偏多者，补火配水，不必去水。譬之天平，此重则彼轻。一边重者，只补足轻之一边，决不凿去马子。盖马子一定之数。今人欲泻水降火者，凿马子者也。

余于脾胃，分别阴阳水火而调之。如不思饮食，此属阳明胃土受病，须补少阴心火，归脾汤补心火以生胃土也；能食不化，此属太阴脾土，须补少阳相火，八味丸补相火以生脾土也。无非欲人培养一点先天之火气，以补土之母耳。若理中汤用干姜，所以制土中之水也；建中汤用芍药，所以制土中之木也。黄芪汤所以益土之子，使不食母之食也。六味丸所以壮水之主也，八味丸所以益火之源也。土无定位，寄旺于四时，无专能，代天以成化，故于四脏中兼用之。总之以补为主，不用克伐。脾气不陷，补中益气；肝木乘脾，加左金丸；郁怒伤脾，归脾汤；脾虚不能摄痰，六君子汤；脾肾两虚，四君、四神；阴火乘脾，六味丸；命门火衰，不生脾土，八味丸。先天之气足而后天之气不足者，补中气为主；后天足而先天不足者①，补元气为主。或曰：正当胸膈饱闷之时，数日粒米不下，陈皮、枳壳、木香、乌药，日夜吞咽，尚且不通，复可补乎？曰：此正因初先不知补益，擅用发散，克伐太过，虚痞之病也。经曰：下焦虚乏，中焦痞满。欲治其虚，则中满愈甚；欲消其痞，则下焦愈乏。庸医值此，难以措手。疏启其中，峻补于下。少用则邪壅于上，多用则峻补于下，所谓塞因塞用者也。善用者，能以人参一两或七八钱，少加升麻一钱，大剂一服即愈。此《内经》之妙用，不可不知也。

东垣云：酒者大热有毒，气味俱阳，乃无形之物也。若伤之，止当发散，汗出则愈矣。其次莫如利小便，乃上下分消其湿。今之病酒者，往往服酒癥丸大热之药下之。又有牵牛、大黄下之者，是无形元气受病，反下有形阴血，乖误甚矣！酒性大热，已伤元气，而复重泻之，又损肾水，真阴及有形血气俱为不足。如此则阴血愈虚，真水愈弱。阳毒之热大旺，反增其阴火。是元气消铄，折人长命。不然，则虚损之病成矣，宜以葛花解醒汤主之。

葛花解醒方

青皮去瓢，三钱　木香五分　橘红　人参　茯苓各一钱五分　猪苓一

---

① 后天足而先天不足者：原作"先天足而后天不足者"，据吕本改。

钱五分　白豆蔻五分　葛花五分　砂仁五分　泽泻一钱　白术二钱　干姜一钱　神曲一钱

上为细末，每服三钱，白汤调下，得微汗则病去。此东垣原方，宜加减用。

中暑伤暑论

中暑者，面垢，自汗，口燥，闷倒昏不知人，背冷手足微冷，或吐、或泻、或喘、或满是也。当是时，切勿便与冷水或卧冷地。如行路喝[①]死者，即置日中热地上，以小便溺热土上，取热土罨病人脐上，急以二气丹同苏合香丸，汤调灌下。如无二气丹，研蒜水灌之亦可。盖中伤暑毒，外阳内阴，诸暑药多用暖剂，如大顺散之用姜、桂，枇杷叶散之用丁香。蒜亦辛热之物，又蒜气臭烈，能通诸窍也。

东垣分阴阳动静而治之。

静而得之者，为阴证。或深堂水阁，过处凉室，以伤其外；或浮瓜沉李，过食生冷，以伤其内，所谓因暑而伤暑者也。其病必头痛、恶寒、肢节疼痛而烦心、肌肤大热、无汗，腹痛、吐泻。为房室冷物之阴寒所遏，使周身阳气不得伸越，以大顺散主之。

动而得之者，为阳证。或行人、或农夫，于日中劳役得之，为热伤元气。其病必苦头疼、发燥、恶热，扪之肌肤大热，必大渴引饮，汗大泄，齿燥，无气以动。乃为暑伤气，苍术白虎主之。若人元气不足，用前药不应，惟清暑益气汤，或补中益气汤为当。大抵夏月阳气浮于外，阴气伏于内。若人饮食劳倦，内伤中气，或酷暑劳役，外伤阳气者多患之。法当调补元气为主，而佐以解暑。若阴寒之证，用大顺散、桂　附大辛热之药。此《内经》舍时从证之良法，不可不知。今人患暑证殁，而手足指甲或肢体青黯，此皆不究其因，不温其内，而泛用香薷饮之类所误也。夫香薷饮，乃散阳气导真阴之剂也，须审有是证而服之，斯为对证。今人平日间恐患暑病，而先服此以预防，适所以招暑也。若人元气素虚，或房劳过度

---

① 喝：伤暑，中暑。

而饮之者，为祸尤不浅。若欲预防，惟孙真人生脉散，为夏令最宜。

暑乃六气中之一，即天上火。惟此火可以寒水折之，非比炉中火与龙雷火也。凡伤暑腹痛、吐泻交作者，一味冷井水加青蒿汁，饮之立愈。暑毒从小便中泄矣。名曰臭灵丹。

暑喜伤心，心属南方火，从其类也。小肠为心之府，利心经暑毒，使由小肠出，故青蒿、香薷为要。

有因伤暑，遂极饮冷水，或医者过投冷剂，致吐利不止，外热内寒，烦躁多渴，甚欲裸形，状如伤寒。此阴盛格阳[①]，宜用温药。香薷饮中加附子，浸冷服。

又有因冒暑，吐极胃虚，百药不入，粒米不下，入口即吐，病甚危笃。急用人参一钱，黄连五分姜汁炒，焦糯米一撮，水一钟，煎一小酒盏。候冷用茶匙徐徐润下，少顷再入一匙。得入数匙不吐，尽一小盏，便可投药食矣。

暑病与热病相似，但热病脉盛，暑病脉虚为辨耳。

二[②]气丹

治伏暑伤冷，二气交错，中脘痞结，或吐或泻。

硝石　硫黄各等分

上为细末，石器内火炒令黄色，再研，用糯米丸如梧桐子大，每服四十丸。

大顺散

治冒暑伏热，引饮过多，脾胃受湿，水谷不分，霍乱呕吐，脏腑不调。

甘草三两　干姜　杏仁　肉桂各四两

上先将甘草炒八分黄色，次入干姜同炒，令姜裂；次入杏仁同炒，令杏仁不作声为度。用筛筛净后，同作一处捣罗[③]。每服二钱，水一钟，煎七分，温服。如烦躁，井花水调服，不拘时。

---

① 阳：原作"寒"，诸本同，据医理改。

② 二：原作"一"，据吕本改。

③ 罗：过罗，将捣碎的药物筛成极细粉末。

香薷饮

治伏暑引饮，口燥咽干，或吐或泻，并皆治之。

香薷半斤　白扁豆炒，四两　厚朴姜汁炒，四两　黄连姜汁炒，二两

上㕮咀，每服三钱，水一钟，入酒少许，煎七分，温服。

十味香薷饮

消暑气，和脾胃。

香薷一两　人参　陈皮　白术　茯苓　黄芪　白扁豆　木瓜　厚朴姜汁炒　甘草炙。以上各半两

上为细末，每服三钱，冷水调下。

清暑益气汤

黄芪一钱　苍术钱半　升麻一钱　人参　白术　陈皮　神曲　泽泻各五分　甘草　黄柏　葛根　青皮　当归　麦门冬各三分　五味子九粒

水二钟，煎至一钟。

《内经》曰：阳气者，卫外而为固也，热则气泄。今暑邪干卫，故身热自汗。以黄芪甘温，补之为君；人参、陈皮、当归、甘草微温，补中益气为臣；苍术、白术、泽泻，渗利而除湿；升麻、葛根苦甘平，善解肌热，又以风胜湿也；热则食不消，而作痞满，故以炒曲甘辛、青皮辛温，消食快气；肾恶燥，急食辛以润之，故以黄柏苦寒，借其气味泻热补水；虚者滋其化源，故以麦门冬、五味子酸甘微寒，救天暑之伤庚金为佐。此病皆由饮食劳倦，伤其元气，乘天暑而发也。元气不虚，暑邪从何处而入哉？

一小儿患呕吐泻利，烦躁搐搦。或以为惊，或以为风。余见其口燥，手指茶壶，腹中鸣，出对诸医曰：易治也，借药笼中三味药足矣。用黄连五分，甘草三分，人参五分，水煎冷服，下咽顷刻即睡而安。或问曰：黄连、甘草解毒善矣，又加人参五分，谓何？余曰：若不用参，此儿当病气弱数日；得参，明后日复如无病人矣。次日果然。

白虎汤

石膏　知母　甘草　人参　糯米①

此方是暑月热病发热之正方。名曰白虎者，西方之金神也。将来者进，成功者退，使秋金之令行，则火令退听。石膏寒中之药，淡而辛，能汗能利，必审其人有大汗而渴，齿燥，其脉洪而长，时当夏月可用；若无汗不渴，脉虚而不洪长，或重按全无，虽壮热口渴象白虎汤证，此系脾胃气虚，元阳不足，误服白虎必死。又有一等大失血后，或妇人产后，壮热喘促，面赤引饮，脉虚，名曰血虚发热，最忌白虎，须用当归补血汤则安。

《夷坚甲志》②云：昔虞丞相自渠川被召，途中冒暑得疾，泄痢连月。萝壁间有韵语云：暑毒在脾，湿气连脚，不泄则痢，不痢则疟，独炼雄黄，蒸饼和药，甘草作汤，服之安乐。别作治疗，医家大错，如方制服，其疾随愈。引此为例，余可类推。

湿论

有在天之湿，雨、露、雾是也。在天者本乎气，故先中表之荣卫。有在地之湿，泥、水是也。在地者本乎形，故先伤肌肉、筋骨、血脉。有饮食之湿，酒、水、乳酪是也。胃为水谷之海，故伤于脾胃。有汗液之湿，谓汗出沾衣，未经解换者是也。有太阴脾土所化之湿，不从外入者也。阳盛则火胜，化为湿热；阴盛则水胜，化为寒湿。其证发热恶寒，身重自汗，筋骨疼痛，小便秘涩，大便溏泄，腰痛不能转侧，跗肿肉如泥，按之不起。

经曰：因于湿，首如裹。湿气蒸于上，故头重。又曰：湿伤筋，故大筋缚短，小筋弛长，缚短为拘，弛长为痿。又曰：湿胜则濡泄。故大便溏泄。大便泄，故小便涩。又曰：湿从下受之。故跗肿。又曰：诸湿肿满，皆属脾土。故腹胀，肉如泥。湿气入肾，肾主水，水流湿，各从其类，故

---

① 糯米：《伤寒论》作"粳米"。下同。
② 夷坚甲志：即《夷坚志》正集甲志卷。《夷坚志》是宋代洪迈著的志怪小说集，共420卷。取材繁杂，有不少医卜故事。

腰肾痛。

治法：在上者，当微汗，羌活胜湿汤；在下者，当利小便，五苓散。夫脾者，五脏之至阴，其性恶湿。今湿气内客于脾，故不能腐熟水谷，致清浊不分，水入肠间，虚莫能制，故濡泄。法当除湿利小便也。

东垣曰：治湿不利小便，非其治也。又曰：在下者，引而竭之。圣人之言，虽布在方策[1]，其不尽者，可以意求耳。夫湿淫从外而入里，若用淡渗之剂以除之，是降之又降[2]，是复益其阴而重竭其阳，则阳气愈削而精神愈短矣。是阴重强阳重衰，反助其邪之谓也。故用升阳风药即瘥，以羌活、独活、柴胡、升麻各一钱，防风根半钱，炙甘草半钱，水煎热服。大法云：湿淫所胜，助风以平之。又曰：下者举之，得阳气升腾而愈矣。又曰：客者除之，是因曲而为之直也。夫圣人之法，可以类推，举一而知百也。

有脚气，类伤寒，发热恶寒，必脚胫间肿痛，俱从湿治。《千金方》有阴阳之分：阴脚气，胫处肿而不红；阳脚气，肿而红者是也。

有湿热发黄者，当从郁治。凡湿热之物，不郁则不黄，禁用茵陈五苓散。凡见用五苓茵陈者，十不一生。当用逍遥散，方见《郁论》。

凡伤寒必恶寒，伤风必恶风，伤湿必恶雨。如伤湿而兼恶寒、无汗，骨节疼痛者，仲景有甘草附子汤。

甘草炙，一钱　附子钱半　白术二钱　桂枝四钱

水煎，作一服。

金匮防己汤

治湿胜身重阳微，中风则汗出恶风。故用黄芪、炙甘草以实表，防己、白术以胜湿。

防己三钱　甘草钱半，炙　白术二钱　黄芪三钱半

加生姜、大枣，水煎作一服。

---

① 布在方策：记载于典籍中。方策，典籍。
② 降之又降：犹言其为下下策。

羌活胜湿汤

通治湿证。

羌活　独活　藁本　防风　甘草　川芎各一钱　蔓荆子三分

如身重腰痛沉沉然，经中有寒也，加酒防己五分、附子五分。

有一友，宦游京师，病腿痛发热，不能履地，众以为腿痈。延予视之，扶掖而出见。予曰：非痈也。以补中益气汤，加羌活、防风各一钱，一服如失。次日乘马来谢。

余一日患阴丸，一个肿如鸭卵，发热。以湿热证治之，不效。细思之，数日前从定海小船回，有湿布风帆在座下，比上岸始觉。以意逆之，此感寒湿在肾丸也。乃用六味地黄，加柴胡、吴茱萸、肉桂各一钱，独活五分，一服而热退，再服而肿消。后有患偏坠者，此方多妙。

疟论

或问曰：经云夏伤于暑，秋必痎疟[①]，前人虽备言之，旨殊未畅，盍明示诸？曰：不发于夏而发于秋，此亢则害、承乃制，子来救母之义。盖暑令当权，君火用事，肺金必受伤克。火位之下，水气承之。肾水为肺之子，因母受火伤，子来承之，以制火救母。于是水火相战，阴阳交争，大胜则大复，小胜则小复，此阴阳胜复之常理，疟之所由作也。然而有病、有不病者，盖邪之所凑，其气必虚，故其人元气不固者，暑邪得以乘[②]之。所以，治疟以扶元气为主。

发在夏至后处暑前者，此三阳受病，伤之浅者，近而暴也；发在处暑后冬至前者，此三阴受病，伤之重者，远而深也。

发在子半之后午之前，是阳分受病，其病易愈；发于午后者，是阴分受病，其病难愈。

或问曰：有一日一发，有间日一发，有三日一发，何也？曰：在阳则发早，在阴则发晏[③]。浅则日作，深则间日。夫人荣卫之气，一日一周，历

---

①　痎疟：原作"病疟"，据《素问·疟论》改。

②　乘：原作"承"，据医理改。

③　晏（yàn 验）：迟，晚。

五脏六腑、十二经络之界分。每一界各有一舍，荣卫之有舍，犹行人之传舍也。邪气客于荣卫之舍，与日行之卫气相接则病作，离则病退。故一日一周，有止发之定期。

其间日而作者，气之舍深，内薄于阴，阳气独发，阴气内著，阴与阳争，不得出，故间日而作也。

三日一作者，邪入于三阴也。作于子午卯酉日者，少阴也；寅申巳亥日者，厥阴也；辰戌丑未日者，太阴也。

凡治疟，必先问其寒热多寡，而参之脉证。有寒多热少者，有热多寒少者。大抵寒热往来，皆属少阳经证，治法当以小柴胡为主；若寒多者，小柴胡加桂枝。有但热不寒者，名曰瘅疟；有但寒不热者，名曰牝疟。《金匮》云：阴气孤绝，阳气独发，则热而少气烦冤，手足热而欲呕，名曰瘅疟。邪气内藏于心肺，外舍于分肉之间，令人消烁脱肉。又云：温疟者，其脉如平，人身无寒但热，骨节疼烦，时时呕逆，以白虎加桂枝汤主之。但寒者，名曰牝疟，蜀漆散主之。

此寒热多寡之定法也。然亦有不可执者，当察其脉之虚实何如。若但寒者，其脉或洪实或滑，当作实热治之；若但热者，其脉或空虚或微弱，当作虚寒治之。仲景云：疟脉自弦。弦数者多热，弦迟者多寒。弦小紧者可下，弦迟者可温，弦紧者可发汗及针灸也。弦数者，风痰发也，以饮食消息止之。

凡疟将发之时，与正发之际，慎勿施治，治亦无效。必待阴阳并极而退，过此邪留所客之地，然后治之。且当病未发二三时前，迎而夺之可也。

古今治疟，证候有风寒暑湿不同，治疗有汗、吐、下各异，方术无虑千百，不能尽述。独无痰不成疟，无食不成疟，深得致疟之因。无汗要有汗，散邪为主；有汗要无汗，扶正气为主，深得治疟之法。以青皮饮一方，治秋时正疟，随证加减，屡用屡效。若胃中有郁痰伏结者，以草果饮一服即愈。

服前方不应，当以补中益气汤，倍柴胡加半夏、生姜，养正而邪自除。薛立斋先生云：凡人久疟，诸药不效，以补中益气汤加半夏，用人参一两、煨姜五钱，此不截之截也，一服即愈。

《仁斋》云：有人脏腑久虚，大便常滑，忽得疟疾，呕吐异常。以二陈加人参、白豆蔻，进一二服，病人自觉气脉顿平，寒热不作。盖白豆蔻流行三焦，元气荣卫一转，寒热自平；继今遇有呕吐发疟之证，或其人素虚者，慎勿用常山等药。以上专论秋时正疟之法也。世间似疟非疟者多，世人一见寒热往来，便以截疟丹施治，一截不止则再截，再截而止，止而复发复截，以致委顿。甚或因而致毙者有之，是不可不辨也。经曰：阳虚则恶寒，阴虚则恶热。阴气上入于阳中，则恶寒；阳气下陷于阴中，则恶热。凡伤寒后、大病后、产后、劳瘵等证，俱有往来寒热，似疟非疟，或一日二三度发，并作虚治。但有阳虚、阴虚之别，阳虚者补阳，如理中汤、六君子汤、补中益气汤加姜、桂，甚则加附子。诸方中必用升麻、柴胡，以提出阴中之阳，水升火降而愈。医书中有论及之者矣。至于阴虚者，其寒热亦与正疟无异，而阴疟中又有真阴真阳之分，人所不知。经曰：昼见夜伏，夜见昼止，按时而发，是无水也；昼见夜伏，夜见昼止，倏忽往来，时作时止，是无火也。无水者，壮水之主，以镇阳光，六味汤主之；无火者，益火之源，以消阴翳，八味汤主之。世人患久疟而不愈者，非疟不可愈，乃治之不如法也。丹溪云：夜发者邪入阴分，宜用血药引出阳分，当归、川芎、红花、生地、黄柏治之。亦未及真阴真阳之至理，遍考诸书疟论，并未能露其意，且余常试有神验，故特表而出焉。余见发疟有面赤口渴者，俱作肾中真阴虚治，无不立应。凡见患者寒来如冰，热来如烙，惟面赤如脂，渴欲饮水者，以六味地黄加柴胡、芍药、肉桂、五味，大剂一服便愈。

有渴甚者，每发时饮汤不绝，必得五六大壶方可。余以六味丸一料，纳肉桂一两，水十碗，作四砂锅，煎五六碗，以水探冷，连进代茶。遂熟睡，渴止而热愈。

又有恶寒恶热，如疟无异。面赤如脂，口渴不甚，吐痰如涌，身以上热如烙，膝以下自觉冷。此真阳泛上，肾虚之极。急以附子八味地黄汤，大剂冷饮而热退。继以人参建中汤调理。

加减地黄方

肾肝同治之法。

熟地四钱　山药二钱　山茱萸肉二钱　丹皮钱半　茯苓钱半　泽泻一钱　五味子一钱　柴胡一钱　芍药一钱　肉桂一钱

水三钟，煎一钟服。

八味地黄方

即六味地黄分两，外加附子一钱、肉桂一钱。

补中益气汤加半夏方

人参　黄芪　甘草　当归　白术　柴胡　升麻　陈皮　半夏

加煨姜。

六味丸方

熟地八两　山药四两　山萸肉四两　丹皮三两　茯苓三两　泽泻三两

加肉桂一两

建中汤方

人参一钱　芍药二钱　甘草一钱　肉桂七分　大枣　饴糖

又有一等郁证似疟者，其寒热与正疟无异。但其人口苦，呕吐清水或苦水，面青，胁痛，耳鸣，脉涩，须以逍遥散，加茱、连、贝母，倍柴胡，作一服，继以六味地黄加柴胡、芍药调理而安。

至于三阴疟者，惟太阴疟当用理中汤，必加肉桂。若少阴、厥阴，非八味地黄不效。

逍遥散方

治郁疟。

柴胡一钱　芍药一钱　陈皮一钱　牡丹皮一钱　茯神一钱　当归一钱　白术一钱　贝母一钱　薄荷七分　黄连五分，每一两用吴茱萸二钱，水拌，炒焦色合用

青皮饮

青皮　厚朴　白术　柴胡　草果仁　茯苓　黄芩　半夏　甘草

此方以柴胡为主，大抵寒热往来，属少阳经证，故用以为君；草果、厚朴所以化食，青皮、半夏所以祛痰。寒多者，可加肉桂；热多者，可加

黄连。

草果饮

治脾胃有郁痰伏涎者，元气壮强者可用，虚者莫用。

草果　常山　知母　乌梅　槟榔　甘草　穿山甲

赵以德云：知母性寒，入足阳明药，用治阳明独盛之火热，使其退就太阴也；草果性温药，治足太阴独盛之寒，使其居于阳明也。二经合和，则无阴阳交错之变，是为君。常山主吐胸中痰结，是为臣。甘草和诸药，乌梅去痰，槟榔除痰癖、破滞气，是佐药。穿山甲者，以其穿山而居，遇水而入，则是出阴入阳，穿其经络于荣分，以破暑结之邪，为之使也。

白虎汤加桂方

治瘅疟，若脉虚弱不宜。

石膏一斤　知母六两　甘草二两　桂枝去皮，三两　糯米二合

每服五钱。

蜀漆散

治牝疟。见《金匮》。

蜀漆烧去腥　云母烧三夜　龙骨各等分

上为散，未发前，以浆水服半钱匙。如温疟加蜀漆一钱，临发时服一钱匙。

牡蛎汤

治牡①疟。

牡蛎四两，熬　麻黄去节　蜀漆各三两　甘草二两

水八升，先煮蜀漆、麻黄，去沫，得六升。纳诸药，煮取二升，温服一升。若吐，则勿更服。

理中汤

此方专治大阴疟，必加肉桂一钱乃效。

人参二钱　白术二钱　干姜钱半　炙甘草一钱

---

① 牡：当作"牝"。《金匮翼·牝疟》云："疟多寒者，名曰牝疟，《金匮》云然也。然牡当作牝，传写之误耳。"

痢疾论

痢者，古名滞下是也。里急后重，逼迫恼人，或脓或血，或脓血相杂，或无糟粕，或糟粕相杂，或肠垢，或痛或不痛，或呕或不呕，或发热或不发热。当详辨其阴阳、寒热、虚实而施治。不可偏执一见也。

《原病式》云：利为湿热甚于肠胃，怫郁而成。其病皆热证也，俗以白痢为寒，误也。世有用辛热药而愈者，盖病微，得热则郁结开通，气和而愈。甚者，其病转极。故治痢者，必用寒以胜热，燥以胜湿，少加辛热佐之，以为发散开通之用，如此无不愈者。

丹溪谓仲景可下者，悉以承气汤下之。大黄之寒，其性善走；佐以厚朴之温，善行滞气；缓以甘草之甘。饮以汤液，荡涤肠胃，滋润轻快，积行即止。禁用砒、丹、巴、硇等药，恐其暴悍毒气，有伤肠胃清纯之气。又谓《局方》例用热药为主、涩药为佐，用之于下痢清白者犹可；其里急后重，经所谓下重者，皆属于火，又加温热之药，非杀而何？按前论皆专主寒治之说，以为痢发于秋，是暑月郁热所致。其理甚著，其议论亦和平，但不详。所以致郁热者，多因暑热酷烈，过饮冰水，过食生冷，热为寒郁，久而为沉寒积冷者亦有之，不可泥定是热，当辨证切脉。真知其有热积，方可用大黄；若系寒积而用大黄，不惟不愈，反增痛极而危矣。大凡下热痢用大黄，下寒痢用巴豆，有是病则服是药。详按古人之成法，不容毫发差谬。《内经》通因通用原有两条，有酒蒸大黄，有蜡丸巴豆。分析甚明，不可不考也。又谓：温①热之药，用于下痢清白者犹可；则纯红血痢者，必不可用温热矣。然王海藏有云：暑月血痢，不用黄连，阴在内也。《本草衍义》云：有一男子暑月患血痢，医以凉药逆治，专用黄连、木香、阿胶。此病始感便治则可，病久肠虚，理不可服。逾旬几至委顿，理当别治。此一段论，又见《证类本草·序》中。海藏云：杨师三朝大醉，至醒发大渴，饮冷水三巨杯，次日又饮茶三碗，后病便鲜血，四次约一盆。先以吴茱萸丸，翌日又以平胃、五苓各半散，二大服血止。复白

---

① 谓温：原作"调湿"，据吕本改。

痢，又以感应丸，四服白痢乃止，其安如故。或问曰：何为不用黄连之类以解毒，而所用者温热之剂乎？予曰：若用寒凉，其疾大变难疗。寒毒内伤，复用寒凉，非其治也。况血为寒所凝，浸入大肠间而便下，得温乃行，所以用热药，其血自止。经曰治病必求其本，此之谓也。胃既得温，其血不凝而自行，各守其乡矣。举此为例，可见不可偏执用寒之说。倘有遇血痢者，不可偏见以为热也。

大抵后重者宜下，腹痛者宜和，身重者宜除湿，脉弦者去风，脓血稠黏者以重药^①竭之，身冷自汗者以毒药^②温之，风邪内缩者宜汗之，滑泄不及拈衣者止涩之。鹜溏为利，宜温之而已。必当求其所因，辨其阴阳而治之，斯得之矣。

世人一见滞下，不分寒热阴阳虚实，便以大黄汤荡涤之，是重剂也。其次以黄芩芍药汤和之，是轻剂也。香莲丸是常药也。当归、芍药和其血，槟榔、枳壳调其气。见有血色者，红花、生地、地榆以凉其血，黄连、黄柏以清其火，朝夕更医，出入增减，不过如此，已滨于危。犹曰：血色依然，腹痛未减，谁敢温补？死而无悔，伤哉！伤哉！

凡腹痛后重，小便短少，口渴喜冷饮，大肠口燥辣，是为挟热下痢，前法固宜。若腹痛，口不渴喜热饮，小便清长，身不热，腹喜热手熨者，是为挟寒下痢，须理中姜桂温之。至于初起受病，原系热痢，迁延日久，各证不减，或反加重，理当别治，竟^③作虚看，须用补中益气一升一补，倍加参芪温补。如小腹重坠，切痛奔豚，此兼属少阴证，急加吴萸、肉桂、破故纸、肉果，甚则加附子。如有纯血者，加炒黑干姜，虚回而利自止。若必待血清利止而后补，亦晚矣。

世间似痢非痢者多。东垣云：饮食有伤，起居不时，损其胃气，则上升清华之气反从下降，是为飧泄。久则太阴传少阴，而为肠澼，里急后重，脓血相错，数至圊而不能即便者，专用补中益气汤为主，使升降之道行，其痢不治而自消矣。余法东垣，凡有热者加姜炒黄连，有寒者加姜、

---

① 重药：指荡涤峻下药。
② 毒药：药性较峻猛的温里药。
③ 竟：同"径"，直接。

桂，寒兼小腹痛者用建中汤，有风湿者加防风、羌活，肝气乘脾者倍柴胡加芍药、木香，滑泄者加粟壳、诃子。如此温补不愈，又当别治。经曰：热之不热，是无火也。无火者，益火之源，急补命门之火以生脾土之母。此万举万全之策也。

又有一等阴虚似痢者，即五泄中大瘕泄者是也。经曰：里急后重，数至圊而不能便，必茎中痛。褚氏云：阴已耗而复竭之，则大小便牵痛。愈痛则愈便，愈便则愈痛。其证红白相杂，里急后重，悉似痢疾，必小便短涩而痛，或不通而痛，或欲小便而大便先脱，或欲大便而小便自遗，两便牵引而痛。此肾虚之危证，急以八味地黄加补骨脂、肉豆蔻、阿胶，兼理中汤加升麻、桂、附，相继间服，庶可挽回。世以痢药致毙者，不可枚举。余特详见《先天要论·泄泻》条内。

有一等积滞已少，但虚坐努责，此为下多亡血。倍用当归为主，生血药为佐，血生自安。此是血虚阴证。

后重有二，邪气坠下者，圊后不减；虚努不收者，圊后随减。此可以辨虚实。

有一等噤口痢者，汤药入口随出，在下缠住急迫。多因热毒炽盛，逆冲胃口，胃气伏而不宣。急用黄连以吴茱萸炒过，拣去茱萸，共人参等分，加糯米一撮，浓煎一盏，细口一匙一匙润下。但得二三匙咽下，便不复吐矣。如吐再服。

有一等寒气逆上者，用温补之药调之，其病易治。

有一等休息痢者，经年累月，愈而复发。此系寒积在大肠底，诸药所不到，独巴豆一味研炒，蜡丸如龙眼大，空腹服之，再不复发。此亦通因通用之法也。

不肖体素丰，多火善渴，虽盛寒，床头必置茗碗，或一夕尽数瓯。又时苦喘急，质之先生，为言此属郁火证，常令服茱连丸无恙也。丁巳之夏，避暑檀州，酷甚，朝夕坐冰盘间，或饮冷香薷汤，自负清暑良剂。孟秋痢大作，初三昼夜下百许，次红白相杂，绝无渣滓，腹胀闷，绞痛不可言。或谓：宜下以大黄。先生弗顾也，竟用参、术、姜、桂渐愈，犹白积不止，服感应丸而痊。后少尝蟹螯，复泻下委顿，仍服八味汤及补剂中重加姜、桂而愈。夫一身历一岁间耳，黄连苦茗，曩[1]不辍口，而今病以纯热瘅。向非先生，或投大黄凉药下之，不知竟作何状。又病室孕时，喘逆不眠，用逍遥散立安。又患便血不止，服补中黑姜立断，不烦再剂。种种奇妙，未易殚述。噫！先生隔垣见人，何必饮上池水哉！闻之善赠人者以言，其永矢勿谖[2]者亦以言。不肖侏儒未足为先生重，窃以识明德云尔。

四明弟子徐阳泰顿首书状。

世有疟后痢，有痢后疟者。夫既为疟后发泄已尽，必无暑热之毒，复为痢疾。此是元气下陷，脾气不能升举，似痢非痢也。既为痢后下多则亡血，气又随痢散，阴阳两虚，阳虚则恶寒，阴虚则恶热，故寒热交战，似疟非疟也。俱作虚论，俱用补中益气加温补，其病自愈。

有一孕妇疟痢齐发，医治两月余，疟止而痢愈甚。又加腹痛，饮食少进，延余视之。余曰：虚寒也，以补中益气加姜 桂。一服痢止大半，再一服而反加，疟病大作，主人惊恐。余曰：此吉兆也。向者疟之止，乃阴盛之极，阳不敢与之争，今服补阳之剂，阳气有权，敢与阴战，再能助阳之力，阴自退听[3]。方中加附子五分，疟痢齐愈。大服补剂，越三月产一子，产后甚健。

大黄汤

用大黄一两锉碎，好酒二大盏，浸半日，煎至一盏半，去渣，分作二服，痢止勿服。如未止再服，取利为度。

芍药汤

芍药一两　当归　黄连　黄芩各五钱　肉桂二钱半　大黄　甘草　槟榔各二钱　木香一钱

上九味，每服五钱，水二钟，煎至一钟。

香连丸

黄连净，二十两，用吴茱萸十两同炒焦，拣去茱萸不用　木香五两，不见火

---

① 曩：久。

② 永矢勿谖：亦作"永矢弗谖"。决心永远牢记着。

③ 退听：退让，顺从。

上为细末，醋糊丸，如桐子大，每服三十丸，米饮下。

感应丸

新旧冷积并可治。此方神妙不可言，虽有巴豆，不令人泻下，其积自然消化。

南木香　肉豆蔻　丁香各一两半　干姜炮，一两　百草霜二两　巴豆七十粒，去皮心膜，研，去油　杏仁一百四十粒，去皮尖

上，前四味为末，外入百草霜研，与巴豆、杏仁共研，七味同和匀。用好黄蜡六两，溶化成汁，以重绢滤去渣，更以好酒一升，于砂锅内，煮蜡数沸倾出。酒冷其蜡自浮于上，取蜡称用，丸用清油一两。铫①内熬令香熟，次下蜡四两，同化成汁。就铫内乘热拌和前药末，捏作条子，丸如豆大，每服三十丸，姜汤空心送下。

杨子建云：世人有患疫毒痢。初得时，先发寒热，忽头痛壮热，思入凉室，思吃冷水，狂言狂走，浑身肌肉疼痛，手不可着，忽下痢，或白或赤，或赤白相杂，此证难治。此系太岁在中，其年春夏之内，多有寒肃之化，阳光少见，寒热二气，更相交争。忽于夏月多寒热之化，寒邪犯心，水火相战，所以先发寒热；水火相犯，血变于中，所以多下赤痢。如紫草色，如苋菜色者，寒邪犯心之重也。白色者尚轻，赤色者渐重。赤白相杂者，气血相等，寒热之气相搏也。治诸证之法，先夺其寒，以后随证调理。

万全护命方

大川芎　白术各二两　麻黄去根节　官桂去粗皮。各七钱五分　藁本独活　桔梗　防风　芍药　白芷各五钱　丹皮　甘草各二钱半　细辛三钱三分　牵牛一钱七分

上为细末，每服二钱，热汤调下，和渣热服。若服此药后，寒热已退，赤痢已消减，便修合②第二方：

诃子五枚，用面裹火煨熟，去核为细末。每服二钱七，以米汤一盏半，

---

① 铫（diào 掉）：便携小金属锅。

② 修合：指中药采集、加工、配制的过程。

煎取一盏，空心和渣服

　　服前二方药，病势已减，所下之物只余些小，或下清水，或如鸭溏，或只余些小红色，宜修合第三方，以牢固大肠，还复真气为主。

　　舶上硫黄二两，去砂石　细研为末　薏苡仁二两，炒，研为末

　　上二味末和匀，滴熟水为丸，如桐子大，每服五十丸，空心米汤下。

校注后记

　　《医无闾子医贯》，由明代赵献可纂著、薛三才订正、李梴详阅，后世简称《医贯》或《赵氏医贯》，明末清初再经吕晚邨详加评注。该书立意于先天水火而尤重命门之火，对"命门学说"颇有发挥，认为先天之火乃立命之本，凡养身、治病　无论医、道、释、儒各家莫不以此理"一以贯之"，故名《医贯》。

　　2020年，该书被列入"浙派中医系列研究丛书编撰工程"重点书目。笔者根据《中国中医古籍总目》（简称《总目》）《中国医籍通考》（简称《通考》）《全国古籍普查登记基本数据库》（简称《数据库》）以及有关图书馆提供的版本信息，对《医贯》的流传版本、成书年代进行了考证，并按形制内容特点以类相聚，归纳为薛订《医贯》和吕评《医贯》两种版本体系，对其作者、成书、版本流传等情况进行了考证研究，并将其主要内容、学术特色、后世评价作了简要归纳，以供读者参考。

一、作者简介及成书

　　纂著者赵献可（1573—1664），字养葵，自号医无闾子，明代鄞县（今浙江宁波）人。赵氏曾游历秦、晋、幽州，《浙江通志》称其"好学淹贯，尤善于《易》，兼精医，其医以养火为主"，由于他淡泊名利，喜欢隐居和游山玩水，又兼通医学、易学及儒、佛、道学，故被誉为"江湖状元"，人称逸士、游仙。他熟谙《黄帝内经》《难经》《伤寒论》及金元医家诸说，对《易经》《太极图说》亦有己见，并结合医理，阐释命门与肾间水火的辨证关系。其治学推崇薛己，立意先天水火，尤重命门之火，并发挥了命门学说，为温补学派代表人物之一。赵氏现存著作有《医贯》《邯郸遗稿》二书，《邯郸遗稿》乃其子赵如葵整理，所著《内经钞》《素问注》《经络考正》《脉论》《二本一例》等均已佚失。其中尤以《医贯》对后世的影响最大。

　　订正者薛三才（1555—1619），字中儒，号青雷，明定海人。万历十四年（1586）进士，授庶吉士。历任礼科给事中、户科左给事、兵科都给事中，数次上书论政，言辞剀切，被夺俸一年。后任湖广右参政，分守荆西道，为官匡扶正直，不畏权贵，几致祸。万历三十七年（1609），升右副都御史，巡抚宣府，单骑就道，谢绝迎候。任内整饬军纪，制御有策，继升兵部右侍郎，总督蓟辽边务。后又升兵部尚书，革除内侍虚冒禁军员额陋习，上任二十日，理尽八个月积案。卒谥恭敏，赠太子太保。

详阅者李梴，字建斋（一作楗斋），江西南丰人。明代著名儒医，为江西历史上十大名医之一。李梴少习儒，为邑庠生，负奇才。青年时期因病学医，博览群书，勤于临床，医声斐然。常以儒理释医理，尝谓："学者不深入易，则于死生之故不达，利济人物，终无把握。"晚年因感初学者苦无门径可寻，乃收集医书数十家，"论其要，括其词，发其隐而类编之"，遂立志于医门经书之编纂，经四年之久，著成《医学入门》九卷，首一卷。并于万历三年（1575）刊行于世，曾流传到越南。

明末清初吕晚邨对本书详加评注，后世称吕评《医贯》或《吕氏医贯》。吕氏详列书证对《医贯》全文进行校评，对赵氏观点有褒有贬，便于后人阅读理解，对《医贯》的流传和研究具有重要意义。只因受文字狱牵连，吕评《医贯》被列为禁书而焚毁殆尽。

关于《医贯》成书年代，《中国医学史》书末 [附二] "中国医学大事年表"记录："公元 1687 年（清康熙二十六年），赵献可著《医贯》"有误。其理由有三：第一，据各目录文献记载，《医贯》现有的版本最早为明万历四十五年（1617）步月楼刻本；第二，据《医贯》卷末记载的赵氏弟子徐阳泰医案提示，赵氏曾于明万历四十五年（1617）秋以温补法治愈其所患重症痢疾；第三，明崇祯元年（1628）重刻本每卷端均有"太史青雷薛三才订正"字样，而薛三才卒于 1619 年。因此，《医贯》成书年代可以确定为 1617 年。

二、版本信息考证

（一）版本信息概述

《医贯》曾受明清时期"养火派"推崇而广为传刻，后世流传版本众多。本次收集到的薛订本有：明崇祯元年（1628）重刻本（图 1）和明崇祯元年（1628）张起鹏刻本（图2），清初金陵天章阁视履堂刻本（系《医无闾子医贯》重刻本的影刻本）（图3）和清同治六年（1867）三多斋刻本（图4），1926年上海大德书局石印本（系《医无闾子医贯》重刻本的翻刻本）（图5）。其中，张起鹏刻本的内容比明崇祯元年重刻本、金陵天章阁视履堂刻本、上海大德书局石印本增加了补注和方剂组成。吕评本有：清康熙二十六年（1687）天盖楼刻本（图6），清步月楼刻本（图7），清初毓秀堂刻本（图8），清乾隆四年（1739）保生堂刻本（图9），清嘉庆十八年（1813）永盛堂刻本（图10），以及另两个清刻本（图11、12）。为避康熙帝玄烨名讳，吕评《医贯》版本"玄"字均缺末笔。保生堂、永盛堂刻本与天盖楼刻本及其他吕评本刊刻内容小有差异，如：《内经》十二官双行小字末尾少了"凡论学论医皆不可如此"十字。

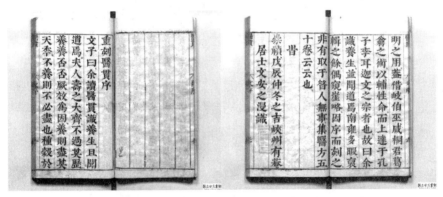

图1 《医无闾子医贯》明崇祯元年（1628）重刻本

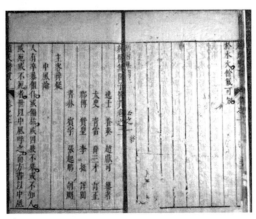

图2 《医无闾子医贯》明崇祯元年（1628）张起鹏刻本

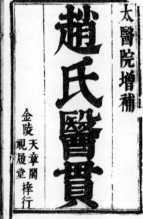

图3 《赵氏医贯》清初金陵天章阁视履堂刻本

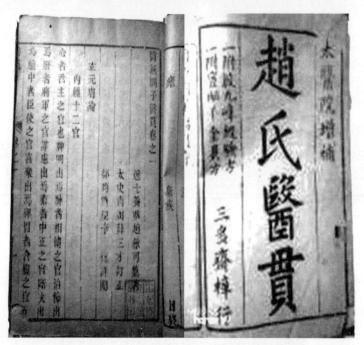

图4 《赵氏医贯》清同治六年（1867）三多斋刻本

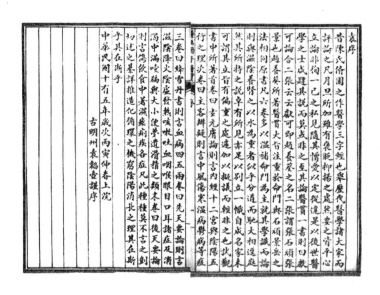

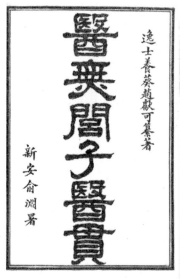

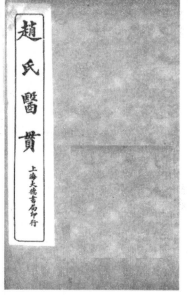

图5 《医无闾子医贯》1926年上海大德书局石印本

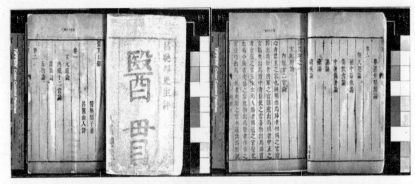

图 6　吕评《医贯》清康熙二十六年（1687）天盖楼刻本

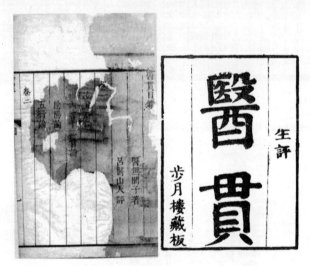

图 7　《医贯》清步月楼刻本

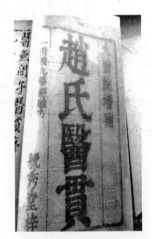

图 8　《赵氏医贯》清初毓秀堂刻本

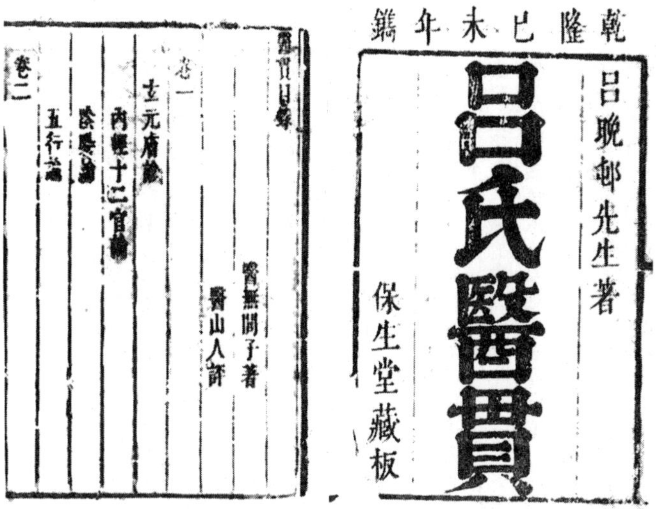

图 9 《吕氏医贯》清乾隆四年（1739）保生堂刻本

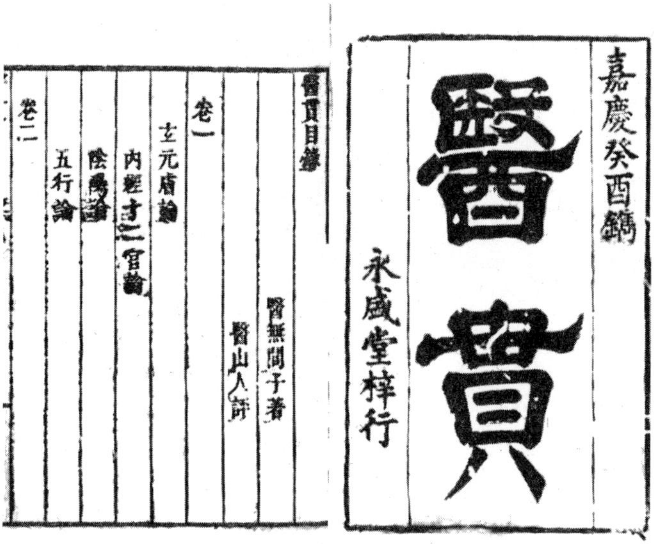

图 10 《医贯》清嘉庆十八年（1813）永盛堂刻本

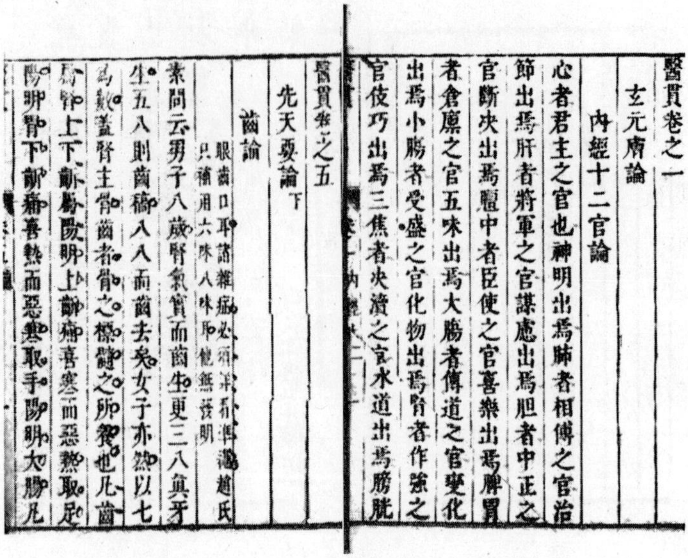
醫貫卷之一
玄元膚論
内經十二官論
心者君主之官也神明出焉肺者相傅之官治
節出焉肝者將軍之官謀慮出焉胆者中正之
官斷决出焉膻中者臣使之官喜樂出焉脾胃
者倉廪之官五味出焉大腸者傳道之官變化
出焉小腸者受盛之官化物出焉腎者作強之
官伎巧出焉三焦者决瀆之官水道出焉膀胱

醫貫卷之五
先天要論下
齒論
眼齒口耳諸雜症必須詳看準繩趙氏
只補用六味八味耳他無發明
素問云男子八歲腎氣實而齒生更三八眞牙
生五八則齒槁八八而齒去矣女子亦然以七
爲數蓋腎主骨齒者骨之標髓之所養也凡齒
屬腎上下齗屬陽明上齗痛喜寒而惡熱取足
陽明胃下齗痛喜熱而惡寒取手陽明大腸凡

图 11 《医贯》清刻本（上、下册）

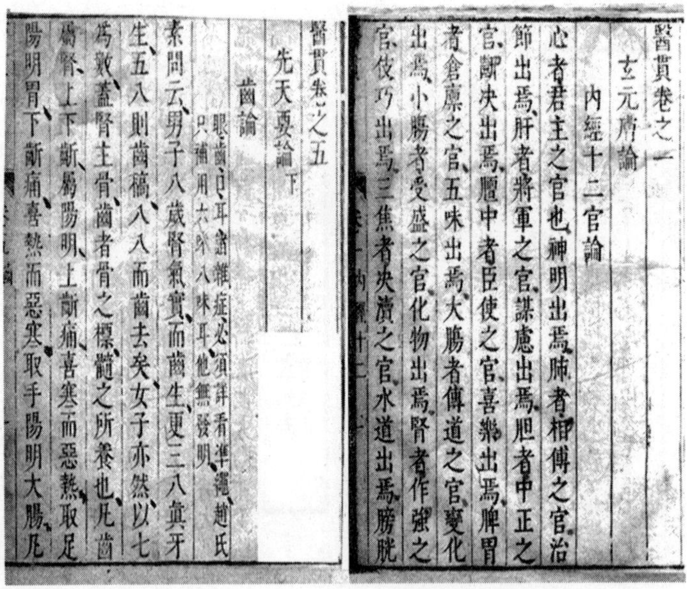
醫貫卷之一
玄元膚論
内經十二官論
心者君主之官也神明出焉肺者相傅之官治
節出焉肝者將軍之官謀慮出焉胆者中正之
官斷决出焉膻中者臣使之官喜樂出焉脾胃
者倉廪之官五味出焉大腸者傳道之官變化
出焉小腸者受盛之官化物出焉腎者作強之
官伎巧出焉三焦者决瀆之官水道出焉膀胱

醫貫卷之五
先天要論下
齒論
眼齒口耳諸雜症必須詳看準繩趙氏
只補用六味八味耳他無發明
素問云男子八歲腎氣實而齒生更三八眞牙
生五八則齒槁八八而齒去矣女子亦然以七
爲數蓋腎主骨齒者骨之標髓之所養也凡齒
屬腎上下齗屬陽明上齗痛喜寒而惡熱取足
陽明胃下齗痛喜熱而惡寒取手陽明大腸凡

图 12 《医贯》清刻本（共四册）

（二）版本信息辨正

《通考》记录:《医贯》“现有版本：明万历四十五年丁巳（1617）步月楼藏版”,《总目》第 11983 条记录《医贯》“明万历四十五年丁巳

（1617）步月楼刻本"藏于南京中医药大学图书馆、山东省图书馆和安徽中医学院图书馆。然经笔者查证，三馆所藏"步月楼"版本并非明万历刻本，而是清刻本，依据如下。

其一，查阅《数据库》发现，南京中医药大学图书馆所藏"步月楼藏版"已明确著录为"清步月楼刻本"，后经南京中医药大学古籍部老师进一步证实，此版本的碑记上题有"吕晚邨先生评"字样，而吕晚邨生于明崇祯二年（1629），卒于清康熙二十二年（1683），且该刻本"玄"字均缺末笔。由此可见，南京中医药大学图书馆所藏"步月楼藏版"确系清朝康熙年间所刻。

其二，安徽中医药大学图书馆的"步月楼刻本"，其版本内容和外观均与南京中医药大学图书馆所藏"清步月楼刻本"一致，可以确定为清步月楼刻本。

其三，山东省图书馆所藏《医贯》，从该馆工作人员提供的电子信息来看，碑记题有"太医院增补、赵氏医贯"，且其中的"玄"字亦缺末笔。可见亦非"明步月楼刻本"，而为"清三多斋刻本"。

笔者推测，步月楼书坊存于明嘉靖之后至清咸丰之前长达三百多年，故《医贯》可能有明、清步月楼两种刻本。现存南京中医药大学图书馆和安徽中医药大学图书馆所藏为"清步月楼刻本"，山东省图书馆系"清三多斋刻本"，均非明万历初刻本。

（三）版本信息互鉴

本次版本调研共收集到该书藏本 14 种，具体版本信息见表1。

表1 《医贯》调研版本信息表

版本			版框（cm）	栏线	行款	版心	序跋	碑记
薛三才订正本	明刻本	明崇祯元年（1628）重刻本	21.0×14.0	四周单边	9行20字	白口，单白鱼尾	薛序/文序	无
		明崇祯元年张起鹏刻本	21.3×14.3		9行18字	白口，单黑鱼尾	无	无
	清刻本	清初金陵天章阁视履堂刻本	21.0×14.0		9行20字	白口，单白鱼尾	薛序/文序残页	太医院增补/赵氏医贯/金陵天章阁视履堂梓行
		清同治六年（1867）三多斋刻本	18.4×13.7	左右双边	9行18字双行18小字	白口，单黑鱼尾	无	太医院增补/赵氏医贯/一附殷九峰经验方/一附官邸千金异方/三多斋梓行
	民国	1926年上海大德书局石印本		四周双边	13行26字		袁序/薛序	逸士养葵赵献可纂著/医无间子医贯/新安俞渊署
吕晚邨评注本		清康熙二十六年（1687）天盖楼刻本	17.9×13.7	左右双边	9行18字双行18小字		无	无
		清步月楼刻本		四周单边				吕晚邨先生评/医贯/步月楼藏版
		清初毓秀堂刻本						

版本		版框 （cm）	栏线	行款	版心	序跋	碑记
	清刻本						无
	清刻本		左右 双边				无
	清乾隆四年 （1739） 保生堂刻本						乾隆己未年 镌/吕晚邨 先生评/吕 氏医贯/保 生堂藏版
	清嘉庆十八 年（1813） 永盛堂刻本						嘉庆癸酉镌 /医贯/永盛 堂梓行

比较以上各版本，明崇祯元年重刻本刻印精良、版式美观、纸质上乘，符合精本、旧本的标准，其中以日本内阁文库所藏者最为完好；吕本校订仔细，有助于对《医贯》原著的理解。

综上所述，《医贯》成书距今已400余年，其刻印版本众多，藏本历经坎坷，现存完好者不多。由于条件、能力有限，初刻版本未能收集到手，有待今后考证。

三、主要内容与学术特色

《医贯》全书共六卷。卷之一"玄元肤论"论述《内经》十二官、十二经形景以及阴阳、五行理论；卷之二"主客辨疑"论述中风及其后遗症与厥脱的鉴别，伤寒、温病、郁病的证治；卷之三"绛雪丹书"专论血证并附有以上病证方剂；卷之四、卷之五为"先天要论"，主要论述六味丸、八味丸的组成与应用，滋阴降火、相火龙雷、阴虚发热等理论，以及痰、咳、吐血、喘、口疮、消渴、泻利、梦遗等的证治；卷之六为"后天要论"，主要论述补中益气汤及伤饮食、中暑、湿、疟、痢疾等的证治。全书以肾命为中心辨证论治，学术特色明显，理论创新突出。

（一）"脏腑内景"理论创新命门学说

纵观《医贯》，命火理论贯穿始终。在《内经》十二官"篇，赵氏在创新性提出"脏腑内景"学说的同时详论命门的解剖位置和生理功能。首先是否认秦越人《难经·三十六难》"左为肾，右为命门"的观点，提出了"命门即在两肾各一寸五分之间"的"肾间说"。其次，提出"命门为十二经之主"的命门功能理论，以"元宵之鳌山走马灯"为形象比喻，论述了命门对五脏六腑功能的主导作用，使后世对"命门"有了新的认识。再者，强调命门之火的重要性，指出命门之火乃人身之至宝，告诫"世之养身者、治病者，的以命门为君主而加意于火之一字"，注意"保养节欲"，切忌"日用寒凉以直灭此火"。最后，警言"命门君主之火，乃水中之火，相依而永不相离也"。火之有余，当"壮水之主，以镇阳光"；火之不足，须"益火之源，以消阴翳"。

（二）"独重水火""生克互通"理论创新五行学说

卷一"五行"篇提出"独重水火""生克相通"论述，在理论上丰富了五行水火学说，言前人所未言，有其独到的见解，开拓了论治方法上的思路。

赵氏"于五行中独重水火"，认为"水火随处有生机，钻木可取，击石可取，圆珠可取。方诸取水，掘地取水，承露取水。若金死不救，土死不救，木死不救"。其意有二：第一，水火的生命力强，充满生机，在临床中补火或补水易于产生效果，而且治法治则多样，可于木中取火，土中取火，土中取水等；第二，因为水火具有多方面的生养能力，从水火入手可以调节其它脏腑。在临床中，疾病的产生与人体功能的减退常常是因为真元水火的不足，重视对真元水火的调补，药用六味丸、八味丸等，常会有立竿见影的效果。

赵氏还认为，五行生克是互通的。他说："近世人皆曰水克火，而余独曰水养火；世人皆曰金生水，而余独曰水生金；世人皆曰土克水，而余独于水中补土；世人皆曰木克土，而余独升木以培土。"提出"水养火""水生金""水中补土""升木培土"理论。提示人们，五行之间的生克不是绝对的、孤立静止的，而是相互联系、相互资生、相互促进、相互制约的。所以在临床中不要机械地去思考，而是应该灵活地理解五行之间的生克关系，甚至从相反的方向去寻找合适的治法。

（三）擅用六味丸与八味丸调补肾命

第四、五卷"先天要论"，赵氏详论真水真火之肾水与命火与以及六味丸与八味丸制方要义，《滋阴降火论》篇指出当世之人"节欲者少，纵欲者多"，以致"精血亏，相火旺，阴愈消"，出现"痨瘵、咳嗽、咯血、吐血等证"，不可盲从"丹溪专补左尺肾水""古方左右水火平补"，提出了"补阴之药，自少至老，不可缺"而"先天禀赋若薄者，虽童子尚有火衰之证，焉可独补水哉？"的论断，并以"二尺各有阴阳水火互相生化，当于二脏中各分阴阳虚实，求其所属而平之"为依据，得出了阴虚用六味丸，命门火衰用八味丸，阴阳俱虚用十补丸的遣方路径，并将其广泛应用于阴虚发热、痰、咳嗽、喘、吐血、口疮、消渴、气虚中满、噎膈、泻利并大便不通、小便不通并不禁、梦遗并滑精以及咽喉、眼目、耳、齿等五官病证。其中，下述几点可见一斑。

1. 阴虚发热大胆用六味、八味丸

"阴虚发热论"篇，对"劳心好色，内伤真阴，真阴既伤，则阳无所附"宜"无火者，宜益火之源，以消阴翳；无水者，宜壮水之主，以镇阳光。必须六味、八味二丸，出入增减，以补真阴，屡用屡效"。至于真寒假热者，忌用承气、白虎，"急以加减八味丸料一斤，纳肉桂一两，以水顿煎五六碗，水冷与饮，诸证自退"。

2. 血证主寒与火　善于从肾论治

赵氏设"血病"和"吐血"两篇专论血证，将其命门学说运用到血证的治疗中，主张"其阳虚者，从阴引阳；其阴虚者，从阳引阴"。卷二"血病"篇，先论吐衄血病主火与寒，治从温补，其真阴失守，虚阳泛上之大吐血，须八味地黄汤固其真阴以引火归原；再论"真阴真阳""假寒假热"之说，探讨真阴真阳衰微，俱可使血上溢，火不可以水灭而须用辛热，机理即真假辨识方法，俱以六味、八味为主治之。卷四"吐血"篇，提出"咳嗽咯唾皆出肾"，辨其"真阴虚"或"命火衰"而用六味丸或八味丸。

3. 推崇"痰本于肾"，擅长脾肾同治

对于痰证，世人多言"脾为生痰之源"而从脾论治，王节斋首提肾虚生痰，却制方不当。赵氏推崇"痰之本于肾"的说法，认为痰者原非人身之所有，非水泛为痰，则水沸为痰，故痰之为病当分有火、无火两类。肾虚不能制水则火不归原，用八味丸以补肾火；若阴虚火动则水沸腾，是有火者也，用六味丸补水以配火。并指出善用者，于肾虚者，则以六味丸、八味丸壮水之主、益火之源，复以四君子或六君子补脾以制水；于脾虚者，善用补中、理中，又能以六味、八味制水以益母，则是治痰之道。

4. 虚喘者从肾命水火治疗

"喘"篇对于喘证的认识，继承了张仲景、李东垣等人治喘的观点，重点阐述虚喘的病机及治法，对于喘证属虚者，着重于从肾命水火治疗。阴虚致喘，则壮水之主，水升火降而喘自定；阳虚致喘，用益火之源，助元返本；郁证致喘，治之疏散，不忘滋肾水。其中，郁证虽属实喘，然疏散中仍不忘滋肾中真水，可见其重视肾命的观点。

5. 咳嗽辨治责之肺脾肾而重在肾

"咳嗽论"篇，赵氏论治咳嗽不在于肺，而在于脾，不专在脾，更归重于肾。盖脾者肺之母，肾者金之子；肺为气之主，肾为气之本。外感咳嗽日久，形气病气俱虚者，应不治肺而治脾，虚则补其母；咳嗽暴重，滋肾为要，虚则补子；火烁肺金，阴虚火旺，气逆作咳，则滋阴降火，肺肾同调；脾虚痰嗽或水冷金寒而嗽，则以六君、八味引火归原；等等。实发古人之未发，令人耳目一新，由此可以看出其咳嗽辨治重在补肾的学术思想。

6. 治消之法，无分上中下，先治肾为急

"消渴"篇指出"人之水火得其平，气血得其养"则无消渴之虑，认为"下焦命门火不归原，游于肺则为上消，游于胃即为中消"，"故治消之法，无分上、中、下，先治肾为急。惟六味 八味及加减八味丸，随证而服，降其心火，滋其肾水，则渴自止矣。"其重视命门水火互济思想，开拓了论治消渴的思路。

7. 气虚中满当脾肾双补

"气虚中满"篇提出"中满之病，原于肾中之火气虚，不能行水"，治用八味丸为主，以补肾中之火，使三焦有所禀命，肾气不虚而能行水。甚

至认为，"纯是脾虚之证，既以参芪四君为主，亦须以八味丸兼补命门火。盖脾土非命门火不能生，虚则补母之义，不可不知"。足见赵氏对命门重要性的认识之深。

8.五官病证皆可从肾论治

治目疾，赵氏认为"肾藏精，故治目者以肾为主"，如光华散乱而不能收敛、近视，是由阴精不足、阳光有余所致，为病于水，故治疗在心肾，心肾平则水火调而阴阳和，正合"壮水之主，以制阳光"之原则。

治齿病，根据齿属肾的原则，指出凡牙齿动摇，或痛或不痛，或出血或不出血，俱如欲落之状者，皆属肾，肾热者色黑而齿槁，凡肾虚者多有齿痛摇动，此为脾肾亏损之证，治宜从肾。

耳者肾之窍，肾开窍于耳，所以赵氏治耳更以肾为主。他辨证认为：左肾为阴主精，右肾为阳主气，精不足、气有余则聋。肾虚则耳内潮声、蝉声无休止，当坠气补肾。肾者，宗脉所聚，耳之为窍，血气不足，宗脉乃虚，风邪乘虚随脉入耳，气与之搏，故为耳鸣。耳痒，乃肾虚致浮毒上攻而致。因此，耳病从调补肾脏入手，方可奏效。

口疮病，穷其根源，亦由于肾阳怠衰，则肾宫虚寒，虚火不得已而上浮或游溢。因而用八味肾气丸以补肾安宅，引火归原，即可治本除病。

咽喉痛，不单纯从呼吸道调治，溯其源仍归于肾，其辨证有寒热虚实之分。若少阴之火逆冲于上，咽喉紧锁处气郁结而不得舒，则或肿或痛也，其症必内热口干面赤，痰涎涌上，尺脉数而无力，其缘于肾亏损，相火无制，故须用六味丸加减服之方效。

9.即使后天脾土诸疾，亦常从先天肾命辨治

卷六"后天要论"记载后天病证，其中"补中益气汤"介绍赵氏"以手扪热法"谓："余于内伤真阴者，以手扪热亦有二：扪之烙手，骨中如炙者，肾中之真阴虚也；扪之烙手，按之筋骨之下，反觉寒者，肾中真阳虚也。"又论及丹溪所谓"东南之人，阳气易以升，不可服补中益气汤"是"肝与心有火""其人上盛者必下虚，其肾气大虚矣，急须填补北方先天之元气为要"。认为"水土原是一气"而提出"补脾不如补肾"之说。"伤饮食"篇治疗不思饮食而属"阴火乘脾"者，用六味丸；能食不

化而属"命门火衰，不生脾土"者，用八味丸补相火以生脾土。对疟疾之"阴疟"，又分真阴真阳虚衰不同论治："昼见夜伏，夜见昼止，按时而发"者，以六味汤"壮水之主，以镇阳光"；"昼见夜伏，夜见昼止，倏忽往来，时作时止"者，以八味汤"益火之源，以消阴翳"。对阴虚似痢之"大瘕泄"而见"里急后重，数至圊而不能便，必茎中痛"者，又"急以八味地黄加补骨脂、肉豆蔻、阿胶，兼理中汤加升麻、桂、附，相继间服"而治。并以医案佐证。

四、《医贯》贬议

由于《医贯》过于贬斥寒凉学说，强调"命门养火"，导致其成书后代有学术纷争，对其部分观点有不少针砭论述，《中国医学源流论·赵献可学派》言：《医贯》一书，几欲以八味、六味二丸统治天下之病。"《晚村东庄》一卷，凡五十八案，无一案不用人参、地黄者，可谓奇谈。"现列举一二于次。

明代医家秦昌遇（字景明）1641年所著《症因脉治·卷首》设"论赵氏《医贯》症因差误治法不合"专篇批评《医贯》过激观点，指出：《内经》十二官论"谓心主之官非心也，别有一心主"，是"以无形先天之理以论后天，反使后学差误"。而"火旺动速，是妄开后世偏于补火过端"，"有阳无阴之论，有偏于补阳之弊"。《伤寒》篇则批判赵氏对"伤寒一症，于口燥口渴条中，独重地黄之滋阴"的观点，指出"先生不分气分血分之所属，竟云滋补肾中真阴，不知邪热未去，虽日进滋阴，无益于病"。同时，反对赵氏将血证"外感内伤，混一立论"，"误认太阳寒淫所胜之寒乃是虚寒之寒，而以温热施治，又不著明外感内伤，此等立法最为误事"，"至论相火龙雷，更有疵谬"，等等。

绍兴籍经史学家黄宗羲（1610—1695）在《张景岳传》说到："二十年来，医家之书盛行于世者，张景岳《类经》、赵养葵《医贯》。然《医贯》一知半解耳。"并在《七怪》中作了解释："鄞人赵养葵著《医贯》，谓江南伤寒之直中三阴者，间或有之。间如五百年其间之间，言绝无也，其说已谬甚。然传遍各经，亦不敢自执其说也。今之学医者，喜其说之可以便己，更从而附会之，以为天下之病，止有阳明一经而已，公然号于人人，以掩其不辨经络之愚。夫不言己之不识十二经络，而言十一经之无病，犹之天下有九州，不言己之足迹未曾历九州，而言天下无九州也。"针砭赵氏过于贬斥寒凉学说，强调"命门养火"，进而发展到不辨经络、偏重一经的奇谈怪论。

清代徐大椿（字灵胎）更是专著《医贯砭》，并自序曰："若赵养葵《医贯》之盛行于世，则非赵氏之力自能如此也。晚村吕氏，负一时之盛名，当世信其学术，而并信其医。彼以为是，谁敢曰非。况只记数方，遂传绝学。艺极高而功极易，效极速而名极美，有不风行天下者耶？如是而杀人之术，遂无底止矣。呜呼！为盗之害有尽，而赏盗之害无尽。盖为盗不过一身诛之，则人尽知惩；赏盗则教天下之人胥为盗也，祸宁有穷哉！余悲民命之所关甚大，因择其反经背道之尤者，力为辨析，名之曰《医贯砭》。以请正于明理之君子，冀相与共弭其祸。虽甚不便于崇信《医贯》之人，或遭谤黩，亦所不惜也。"对《医贯》节录原文、逐条批评，力砭盲从温补肾命之时弊，强调医者应了解各家学说，全面掌握基础理论，严格做到辨证论治。

对吕晚邨评注内容的医学价值也是褒贬不一。如《温热经纬》卷五《方论》说："搢绅先生博览之余，往往涉猎岐黄家言，或笔之于书，或参赞戚友之病，世人因信其知儒，遂并信其知医，孰知纸上谈兵，误人不浅，吕晚村是其尤者也。"

此外，诸如：《伤寒》篇论"世间真阴虚而发热者十之六七"，《噎膈》篇论"唯男子年高者有之，少无噎膈"，"关者下不得出也，格者上不得入也。唯女人多有此证"等，似有"言辞过激"之弊。

当然，学术争鸣乃一家之言，我们不能因为赵献可理论上的一些偏差，就将其全盘否定并兼及后学。读者当结合临床实际，去粗取精，去伪存真，正确理解。

五、结语

《医贯》作为医学流派著作，刊行版本众多，可见其流传范围广泛，著述形式多样，说明其学术特色明显。毋庸置疑，它对命门学说和温补理论体系的形成和发展起到了至关重要的作用，对后人的理论研究和临床实践产生了深远的影响。

　　本次整理，承蒙中国医学科学院图书馆、浙江图书馆、浙江省中医药研究院图书馆、山东省图书馆、南京中医药大学图书馆、安徽中医药大学图书馆、天一阁博物馆等提供版本调研支持，在此一并致以衷心感谢！

《浙派中医丛书》总书目

原著系列

格致余论　　　　　　　　　　规定药品考正·经验随录方
局方发挥　　　　　　　　　　增订伪药条辨
本草衍义补遗　　　　　　　　三因极一病证方论
丹溪先生金匮钩玄　　　　　　察病指南
推求师意　　　　　　　　　　读素问钞
金匮方论衍义　　　　　　　　诊家枢要
温热经纬　　　　　　　　　　本草纲目拾遗
随息居重订霍乱论　　　　　　针灸资生经
王氏医案·王氏医案续编·王氏医案三编　　针灸聚英
随息居饮食谱　　　　　　　　针灸大成
时病论　　　　　　　　　　　灸法秘传
医家四要　　　　　　　　　　宁坤秘笈
伤寒来苏全集　　　　　　　　宋氏女科撮要
侣山堂类辩　　　　　　　　　产后编
伤寒论集注　　　　　　　　　树蕙编
本草乘雅半偈　　　　　　　　医级
本草崇原　　　　　　　　　　医林新论·恭寿堂诊集
医学真传　　　　　　　　　　医林口谱六治秘书
医无闾子医贯　　　　　　　　医灯续焰
邯郸遗稿　　　　　　　　　　医学纲目
通俗伤寒论

专题系列

丹溪学派　　　　　　　　　　针灸学派
温病学派　　　　　　　　　　乌镇医派
钱塘医派　　　　　　　　　　宁波宋氏妇科
温补学派　　　　　　　　　　姚梦兰中医内科
绍派伤寒　　　　　　　　　　曲溪湾潘氏中医外科
永嘉医派　　　　　　　　　　乐清瞿氏眼科
医经学派　　　　　　　　　　富阳张氏骨科
本草学派　　　　　　　　　　浙江何氏妇科
伤寒学派

品牌系列

杨继洲针灸　　　　　　　　　王孟英
胡庆余堂　　　　　　　　　　楼英中医药文化
方回春堂　　　　　　　　　　朱丹溪中医药文化
浙八味　　　　　　　　　　　桐君传统中药文化